U0961407

我的前世小债主

80后父母育儿经

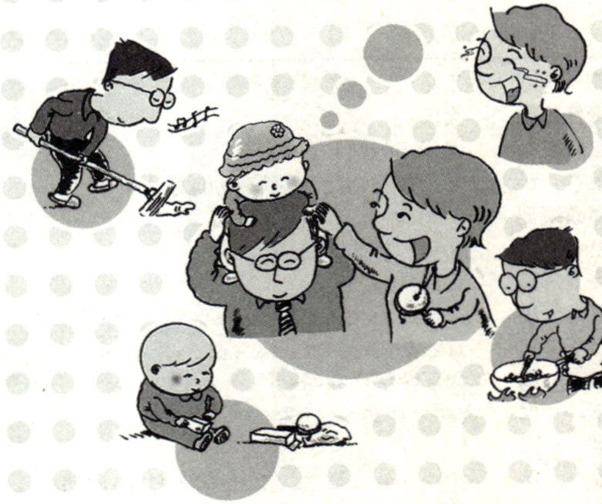

中国出版集团
现代出版社

图书在版编目（CIP）数据

我的前世小债主：80后父母育儿经 / 李洁著．—北京：现代出版社，2011.11
ISBN 978-7-5143-0430-5

Ⅰ．①我… Ⅱ．①李… Ⅲ．①婴幼儿—哺育—通俗读物 Ⅳ．①TS976.31-49

中国版本图书馆CIP数据核字（2011）第227729号

作　　者	李　洁
责任编辑	吴庆庆
出版发行	现代出版社
地　　址	北京市安定门外安华里504号
邮政编码	100011
电　　话	(010) 64267325
传　　真	(010) 64266700
网　　址	www.xiandaibook.com
电子邮箱	xiandai@cnpitc.com.cn
印　　刷	北京诚信伟业印刷厂
开　　本	880×1230　1/32
印　　张	5
版　　次	2012年6月第1版　2012年6月第1次印刷
书　　号	ISBN　978-7-5143-0430-5
定　　价	23.80元

版权所有，翻印必究；未经许可，不得转载

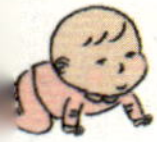

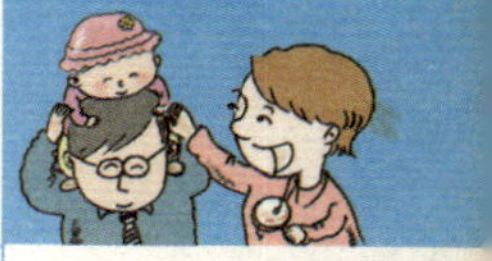

前 言

我们是80后爸妈，有人说80后“喜欢玩孩子，但不喜欢生孩子”。但是我周围的同学、朋友都已经生宝宝啦，而且都相当称职。我们80后爸妈有我们自己的特点，我们喜欢陪宝宝一起玩；喜欢给宝宝拍DV；喜欢写育儿博客，在博客上年轻爸妈们可以一起交流育儿经验；而且我们这些年轻爸妈更容易接受新的育儿观念。

相对于上一辈父母们望子成龙、望女成凤的心理，我们这代年轻的父母有着很大的不同，每当被人问起希望孩子长大后做什么时，我们会这样回答：“希望他们能够健康快乐地成长，无论做什么，只要他们高兴就好！”

有了宝宝的每一天我们都过得充实有趣，我把这些平凡有趣的家庭生活用画笔真实地记录了下来，网友们都说好像是发生在他们自己家的事情，看漫画好像是在重温自己家的幸福生活。一位还没有生宝宝的网友看过漫画后说：“太有意思啦，我也想快点生个宝宝啦！”的确如此，孩子就是一个奇迹，有了孩子你会更加热爱生活，因为在你单调的生活中多了一份甜蜜的牵挂，多了一份感动、一份惊喜！

我用漫画记录宝宝的成长以及宝宝带给全家人的幸福，每一幅漫画都洋溢着爸爸妈妈对宝宝浓浓的爱。现在豆豆一周岁了，我们看着这一幅幅的漫画，都好像是刚刚发生的事情，豆豆也在不知不觉中悄悄地长大了，会走路了、会喊爸爸妈妈爷爷奶奶了……我画漫画的初衷就是想把宝宝的成长形象地记录下来，这种漫画记录方式更形象更直观，而且更加浓缩。等到豆豆大了，我们老了的时候，这肯定是一个最好的纪念，纪念可爱的宝宝、纪念可爱的年轻爸爸妈妈们！希望每一位朋友读完本书都能够亲身地感受到这其中的快乐和幸福！

豆爹

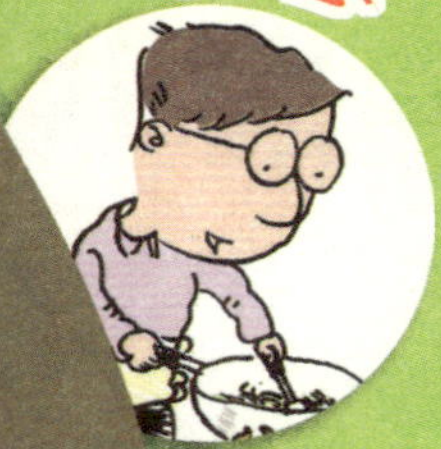

老实、会过日子的居家型好男人，看孩子、洗尿布样样精通的好爸爸。虽然表面上是一家之主，但是有了宝宝后，在家里的地位直线下降！

豆妈

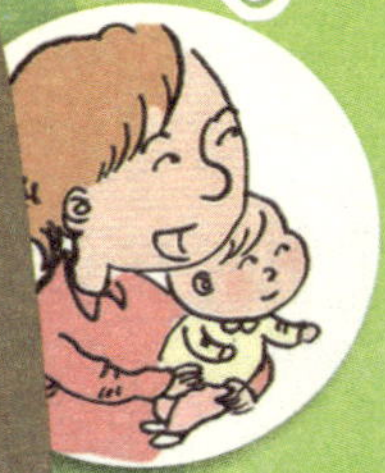

80后妈妈，一个当了妈妈的大孩子。经常看着宝宝，无限感慨：“这么可爱的宝宝是我生的吗？我太了不起啦！”像其他所有的妈妈们一样，爱孩子胜过爱自己，希望把最好的东西给孩子！

小豆豆

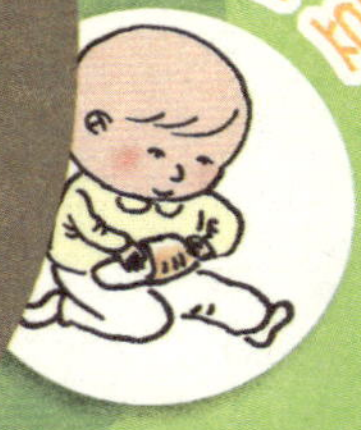

人见人爱的超级可爱豆宝宝，豆妈最杰出的作品，豆爹心中的第一大美女，同时，她也是家中绝对的老大！

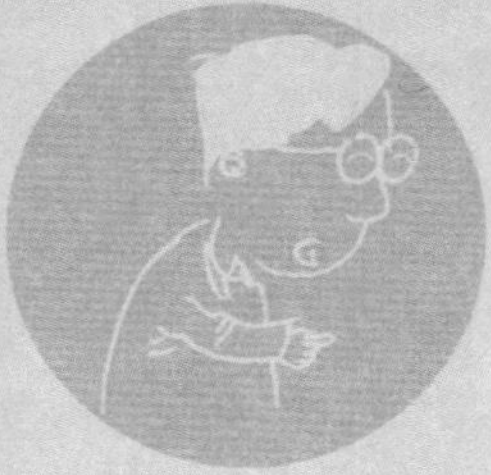
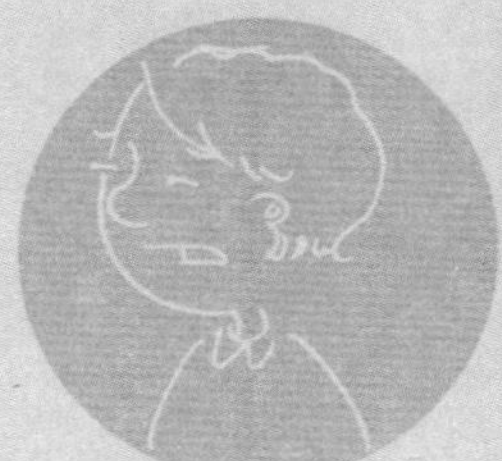
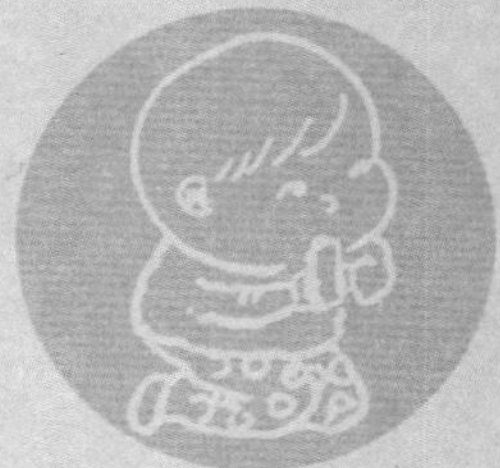
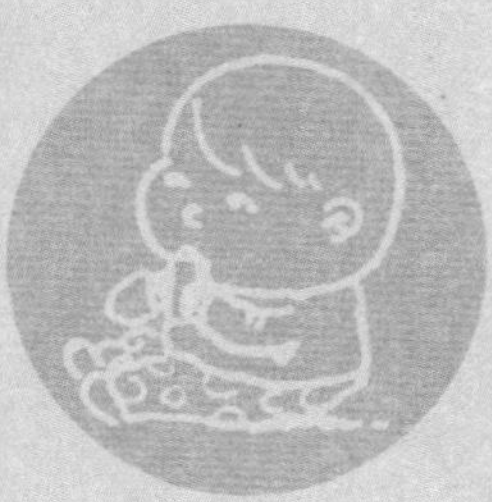
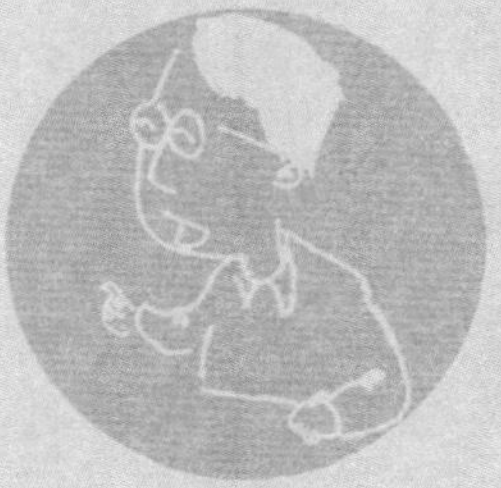
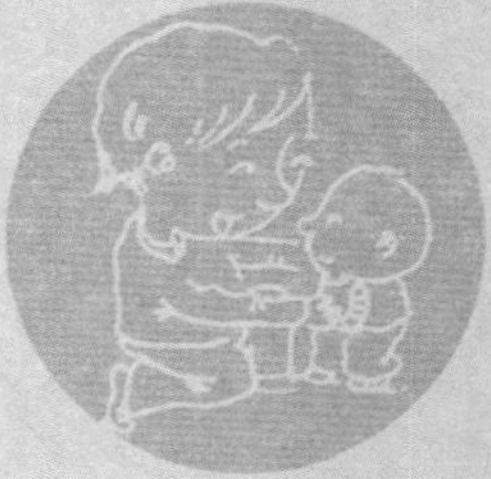
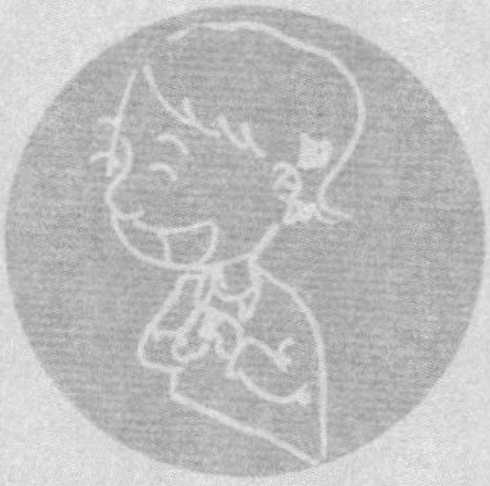
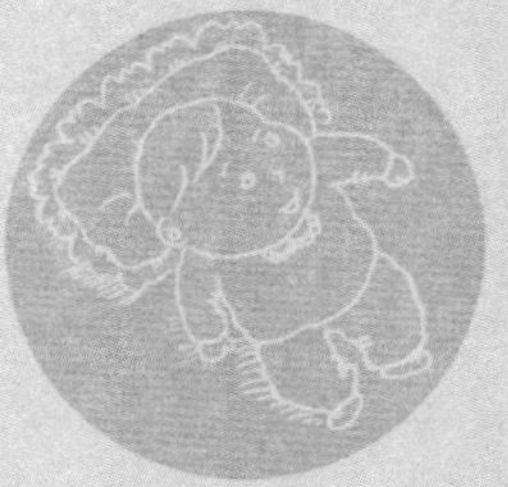
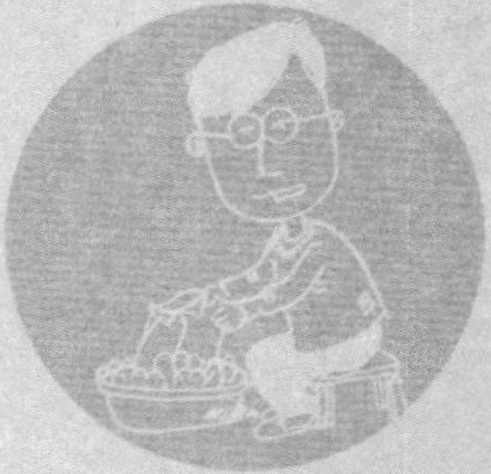

目录 Contents

最后一次产前检查 001
豆豆出生啦 002
自作多情 003
少儿不宜 004
全职妈妈 005

男人的“设备” 006
不省心 007
不许生病 008
充分理由 009
老婆的逻辑 010

轮番上阵 011
轮流生病 012
妈妈的通病 013
陪老婆买衣服 014
沙发底下有宝藏 015

童心未泯 016
花钱如流水 017
最喜欢的玩具 018
做了妈妈的几个变化 019
做女人真好 020

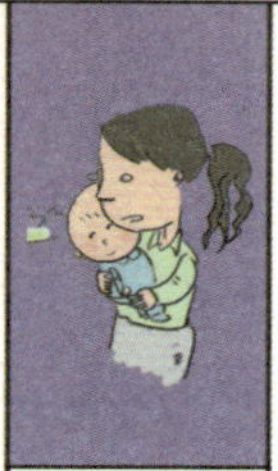
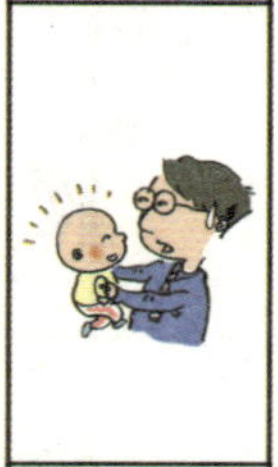
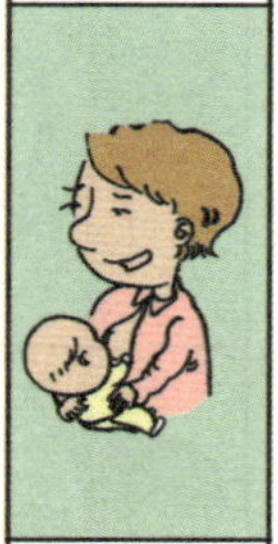
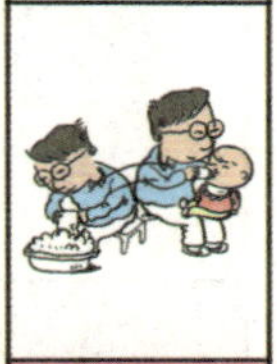
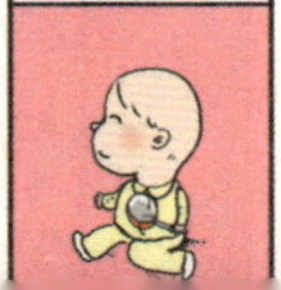

021 真会打击人
022 鼾声如雷
023 含蓄的爱
024 好男人的心里话
025 狐假虎威

026 花钱有理
027 家有游戏迷
028 狡猾的豆爹
029 节约过年
030 可怜的豆爹

031 录　像
032 流行的头型
033 姥爷的开心果
034 密码不对
035 淑女情结

036 男女平等
037 男女有别
038 育儿分歧
039 你是模范爸爸吗
040 男人72变

谁的钱好挣 041
谁放的pp 042
“体贴”人的豆爹 043
网络时代 044
老人面前如何教育孩子 045

有蚊子 046
专业喂奶 047
撞枪口上了 048
兴趣班 049
咬东西 052

用心良苦 053
有创意的名字 054
写日记 055
小可爱 056
空　虚 057

孩子的快乐 058
无奈的豆豆 059
无辜的豆豆 060
娶独生女的好处 061
全家都能看的节目 062

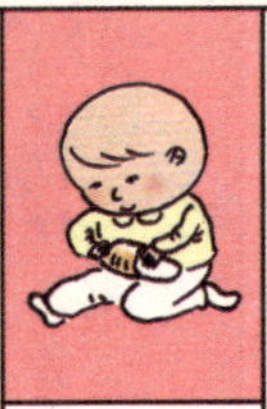
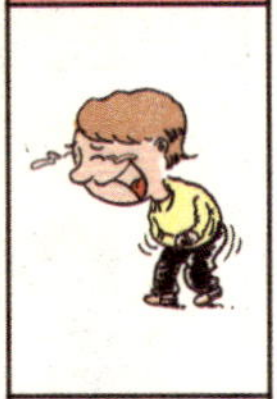
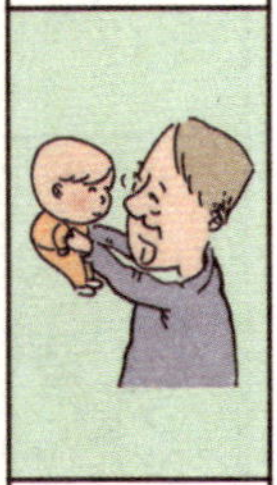
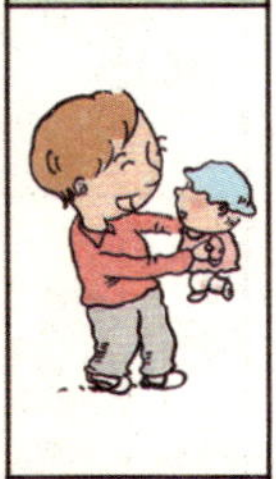
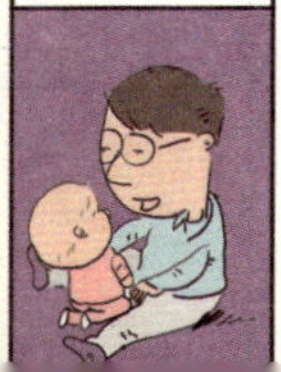

063 全家上班
064 神奇的奶牛
065 勤快的豆爹
066 宝宝爱撕纸
067 不称职的豆妈

068 长牙前的表现
069 不忍心看
070 不能减肥
071 长不大的豆妈
072 宝宝吃剩的药

073 宝宝最需要什么
074 暴力环境中成长的孩子
075 差别咋这么大呢
076 馋嘴豆妈
077 带孩子的好处

078 物尽其用
079 豆爹唱儿歌
080 豆爹吃醋了
081 豆豆不认识妈妈啦
082 豆豆的性格

目录 Contents

豆豆认生了 083
太有才啦 084
豆妈的生日礼物 085
儿歌的威力 086
妇女节 087

感　恩 088
耿耿于怀 089
隔代亲 090
关于哺乳 091
诚实的豆豆 092

孩子是自己的好 093
可怜的孩子 094
邋遢豆妈 095
家有吃奶娃 096
好想做头猪 097

宝宝跟谁姓 098
受罪的女人 099
双重打击 100
最亲最近的人 101
天使的微笑 104

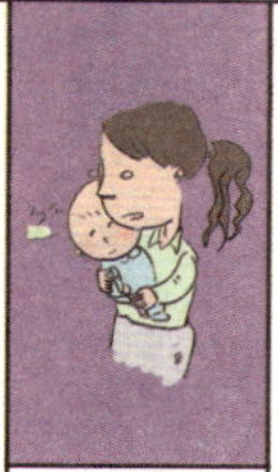
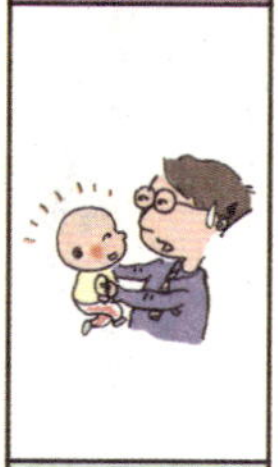
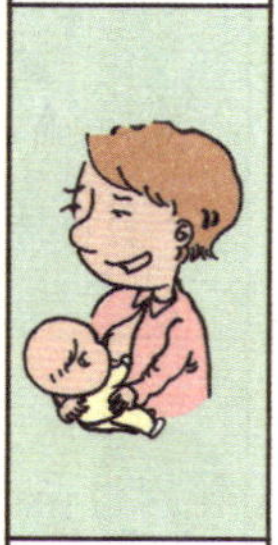
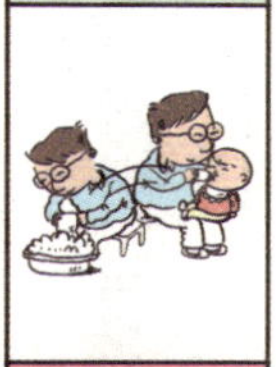
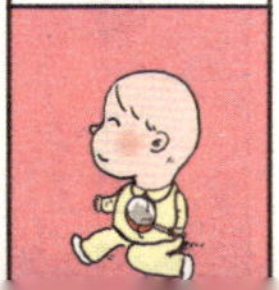

105 遗传谁
106 最累人的活
107 想变坏都难
108 办公室歌曲
109 宝宝爱广告

110 不能惯孩子
111 当妈的心情
112 当爹的看孩子
113 当爸爸的容易吗
114 豆爹的最爱

115 丢三落四
116 豆豆会告状啦
117 邋遢有理
118 老公的地位
119 清　晨

120 这个不能换
121 同一称呼
122 生儿子的好处
123 妈妈的用途
124 帽子的用途

谁更虚荣 125
能吃的奶牛 126
情人节快乐 127
错误的育儿方式 128
豆爹跳舞 129

露一小手 130
流行语 131
迷信书本 132
反　思 133
孩子不是用来比的 134

豆豆吃饼干 135
传家宝 136
给孩子自由 137
豆豆和拖鞋 138
分享的快乐 139

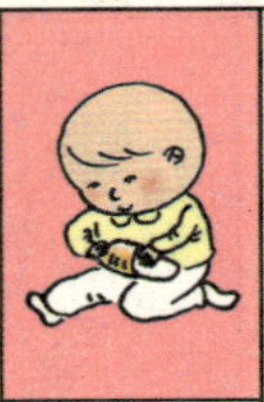

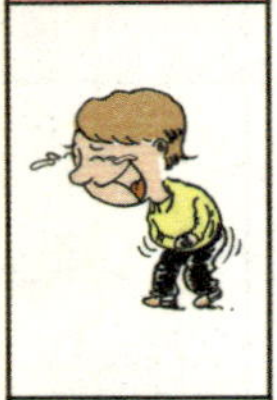

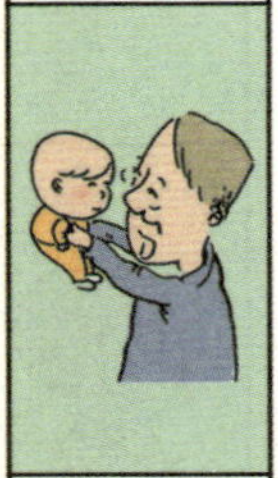

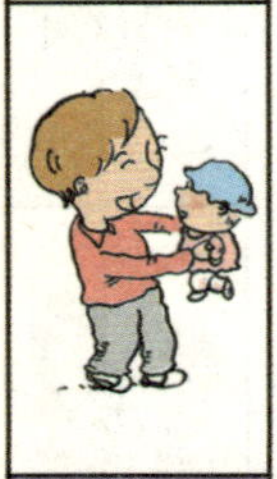

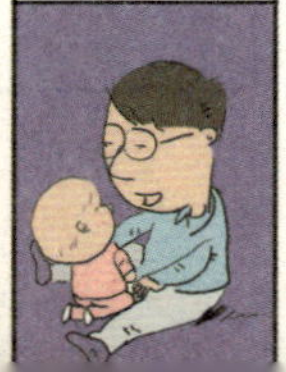

140 我错了吗
141 来电话啦
142 豆豆抓周记
143 宝宝都爱上街街
144 宝宝的语言

145 出去玩
146 豆豆学走路
147 黏妈妈
148 不做这样的妈妈
149 有了老婆的男人

最后一次产前检查

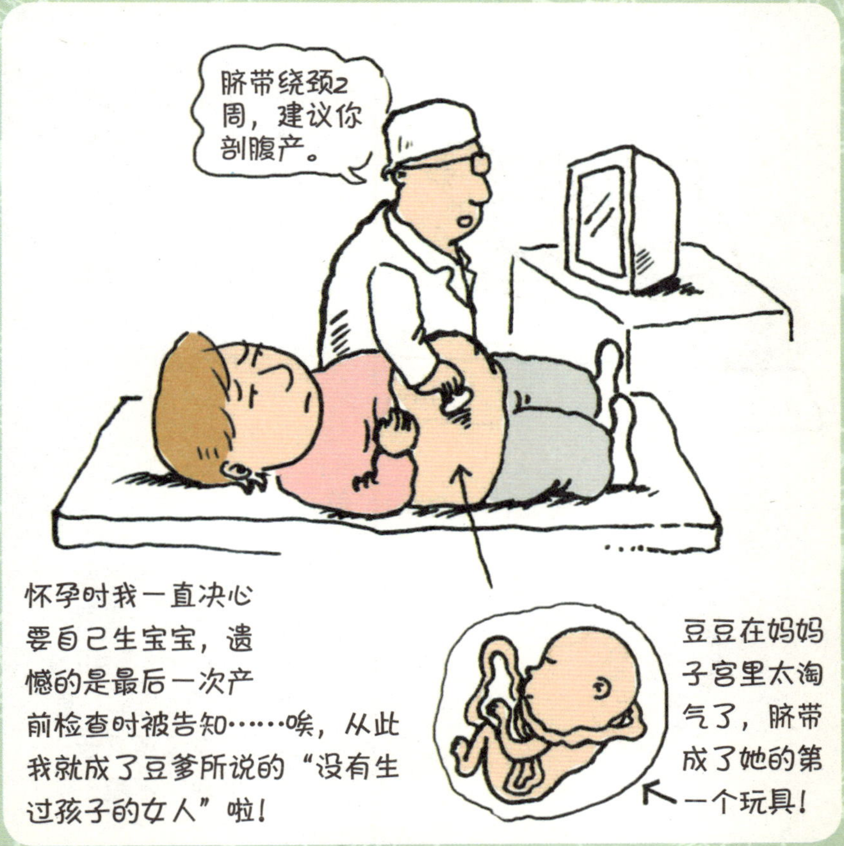
脐带绕颈2周，建议你剖腹产。
怀孕时我一直决心要自己生宝宝，遗憾的是最后一次产前检查时被告知……唉，从此我就成了豆爹所说的“没有生过孩子的女人”啦！
豆豆在妈妈子宫里太淘气了，脐带成了她的第一个玩具！

豆豆出生啦

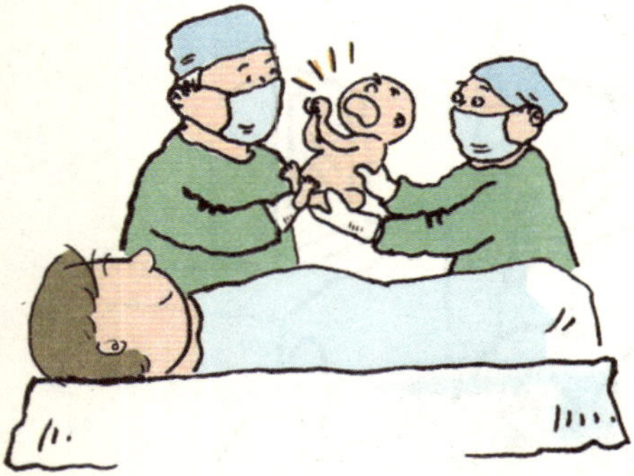

由于抗麻药体质，整个手术过程我都感到很疼。可当我听到豆豆那响亮的第一声啼哭时，疼痛感立刻烟消云散了，取而代之的是感动和兴奋的泪水！

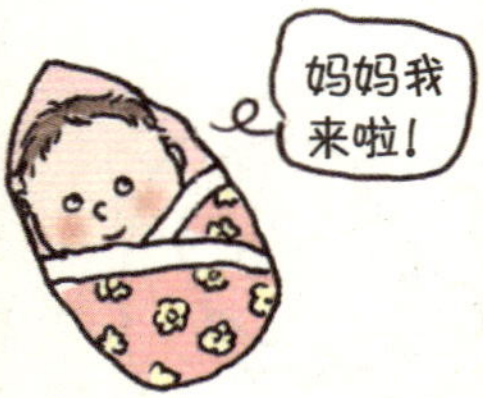

我生下了一个可爱的小公主——豆豆。生日是：2008年5月23日，她只有6斤4两重。豆豆的头发又黑又长，这点像我，嘿嘿。

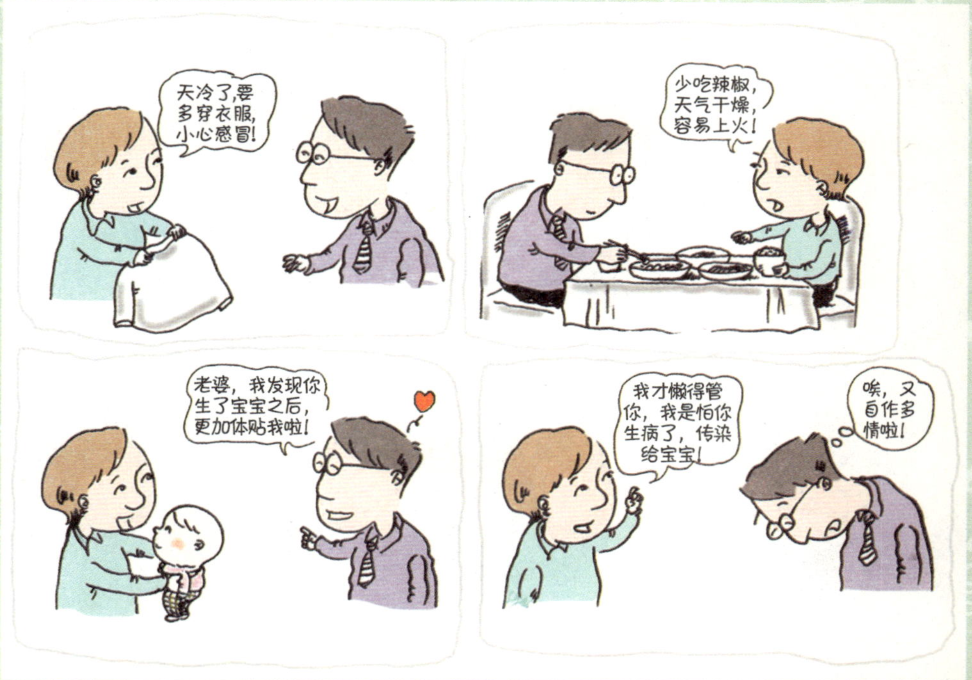
天冷了,要
多穿衣服,
小心感冒!
少吃辣椒,
天气干燥,
容易上火!
老婆,我发现你
生了宝宝之后,
更加体贴我啦!
我才懒得管
你,我是怕你
生病了,传染
给宝宝!
唉,又
自作多
情啦!

网友醉评

豆妈这话听起来耳熟!哈……因为主妈也对主爹说过同样的话……

网友:公主她妈

少儿不宜

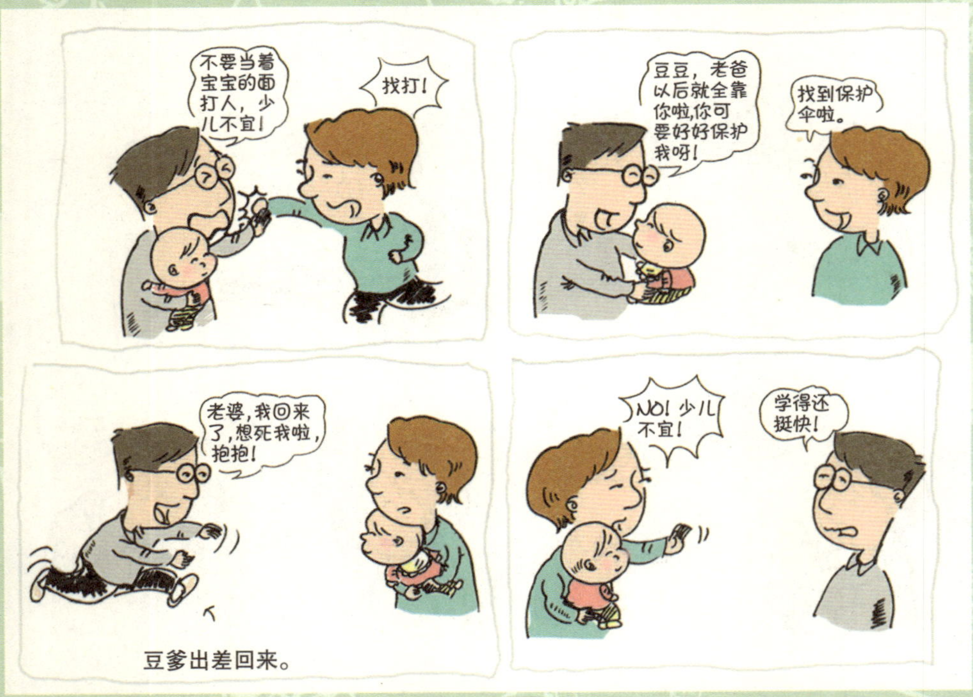
不要当着宝宝的面打人，少儿不宜！
找打！
豆豆，老爸以后就全靠你啦,你可要好好保护我呀！
找到保护伞啦。
老婆,我回来了,想死我啦,抱抱！
豆爹出差回来。
NO！少儿不宜！
学得还挺快！

网友群评

看，豆爹搬起石头砸自己的脚了吧！！

网友：小祖宗他爹

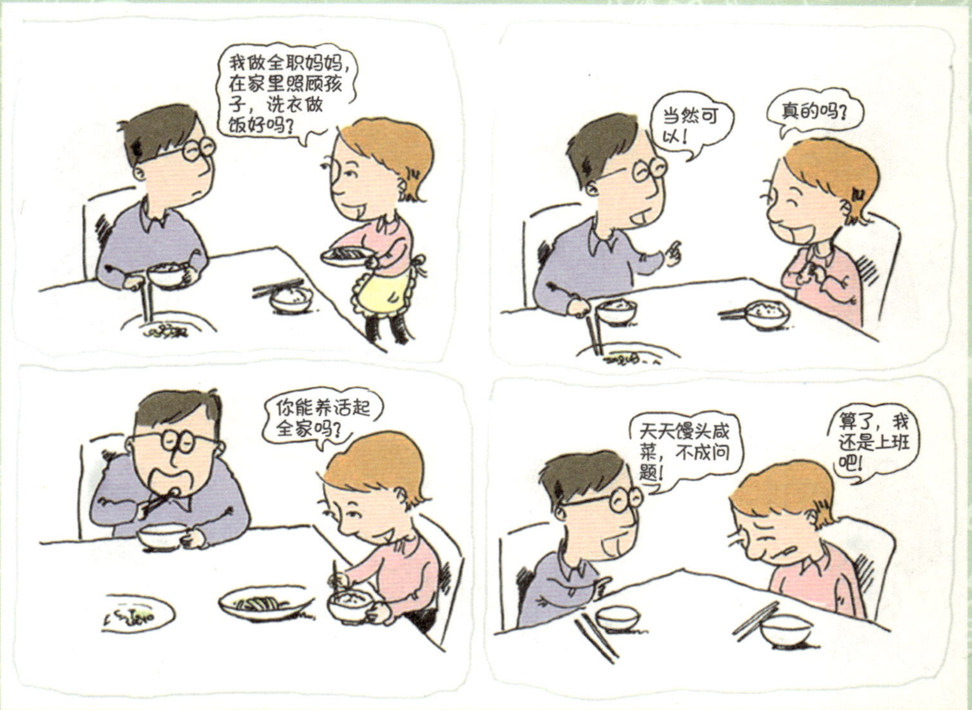
我做全职妈妈，在家里照顾孩子，洗衣做饭好吗？
当然可以！
真的吗？
你能养活起全家吗？
天天馒头咸菜，不成问题！
算了，我还是上班吧！

网友酷评

真的是有才啊，哈哈 !不要以为全职妈妈就舒服啊，我每天累得嗷嗷叫!

网友：天使不淑女

男人的“设备”

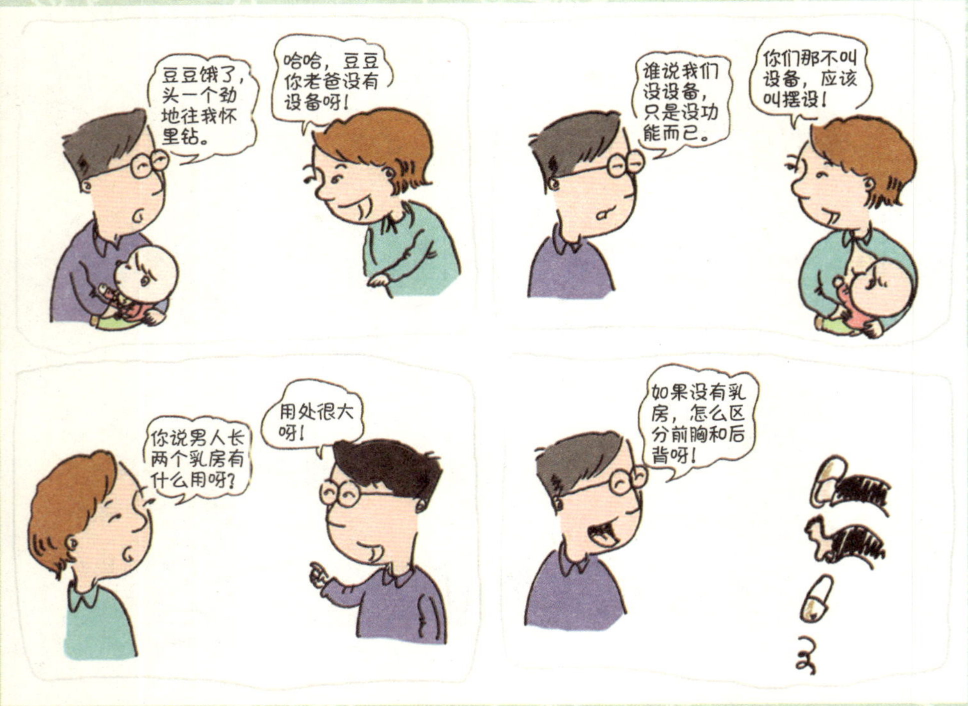
豆豆饿了，头一个劲地往我怀里钻。
哈哈，豆豆你老爸没有设备呀！
谁说我们没设备，只是没功能而已。
你们那不叫设备，应该叫摆设！
你说男人长两个乳房有什么用呀？
用处很大呀！
如果没有乳房，怎么区分前胸和后背呀！

网友酷评

豆爹应该参加春晚的。

网友：jianjianxiaohe

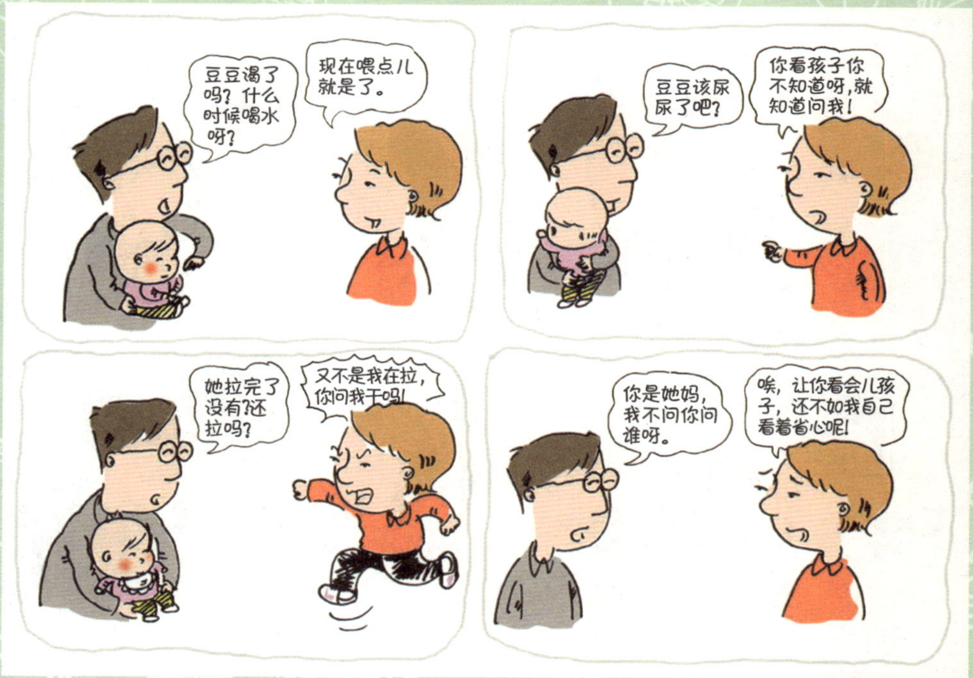
豆豆渴了吗？什么时候喝水呀？
现在喂点儿就是了。
豆豆该尿尿了吧？
你看孩子你不知道呀，就知道问我！
她拉完了没有？还拉吗？
又不是我在拉，你问我干吗！
你是她妈，我不问你问谁呀。
唉，让你看会儿孩子，还不如我自己看着省心呢！

网友酷评

我孩子他爸也这样，真是无奈啊！

网友：panolf

不许生病

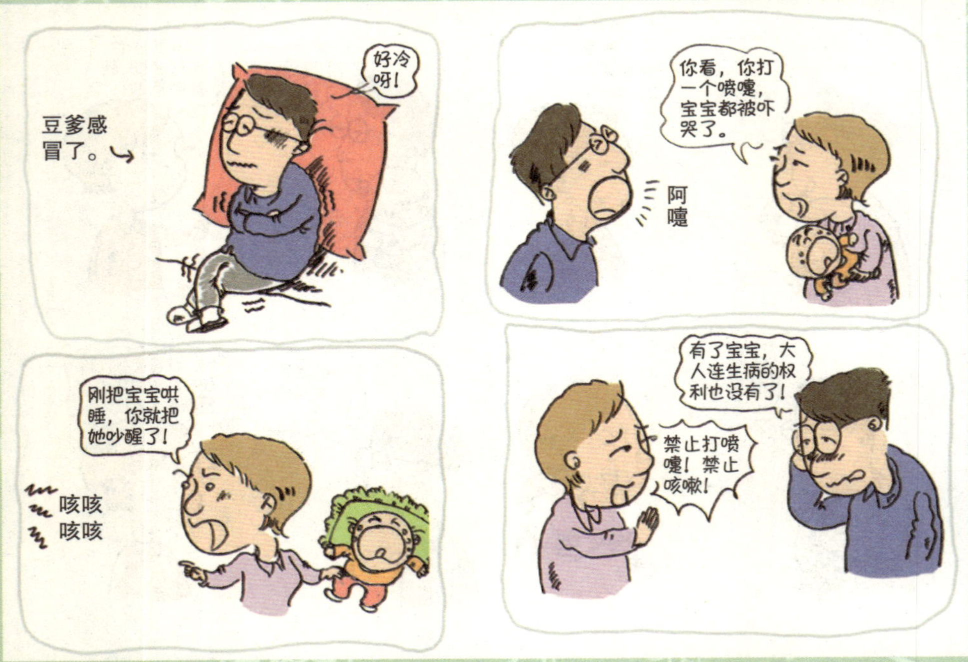
豆爹感冒了。
好冷呀！
你看，你打一个喷嚏，宝宝都被吓哭了。
阿嚏
刚把宝宝哄睡，你就把她吵醒了！
咳咳
咳咳
有了宝宝，大人连生病的权利也没有了！
禁止打喷嚏！禁止咳嗽！

网友酷评

哈哈哈……真逗！~~~~~~~豆爹真可怜，感冒了还要受批评，好幽默的漫画呀，够真实！

网友：bubble1392008

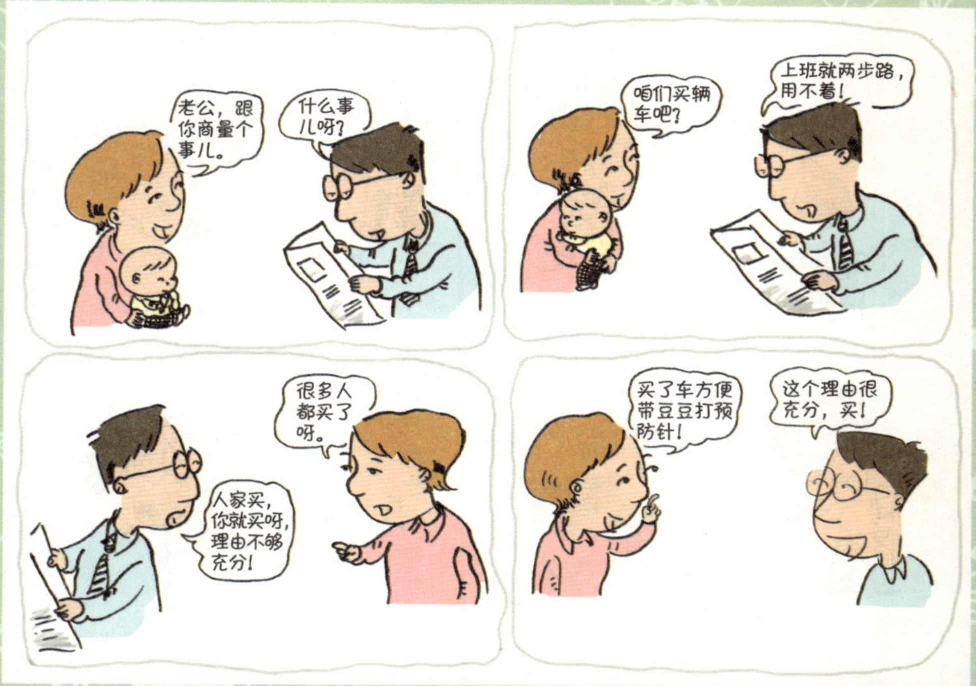
老公，跟你商量个事儿。
什么事儿呀？
咱们买辆车吧？
上班就两步路，用不着！
很多人都买了呀。
人家买，你就买呀，理由不够充分！
买了车方便带豆豆打预防针！
这个理由很充分，买！

网友评论

理由太充分啦，哈哈！

网友：小桃雨水

老婆的逻辑

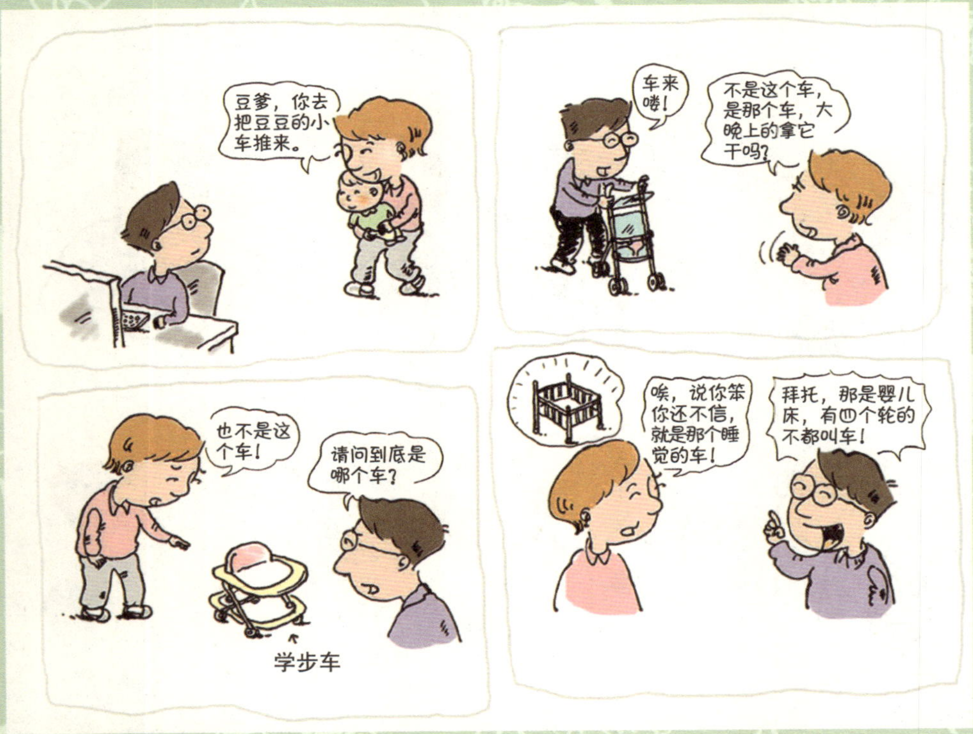
豆爹，你去把豆豆的小车推来。
车来喽！
不是这个车，是那个车，大晚上的拿它干吗？
也不是这个车！
请问到底是哪个车？
学步车
唉，说你笨你还不信，就是那个睡觉的车！
拜托，那是婴儿床，有四个轮的不都叫车！

网友酷评

男人没有领悟能力，还怪女人说不准车，批评！

网友：红糖年糕

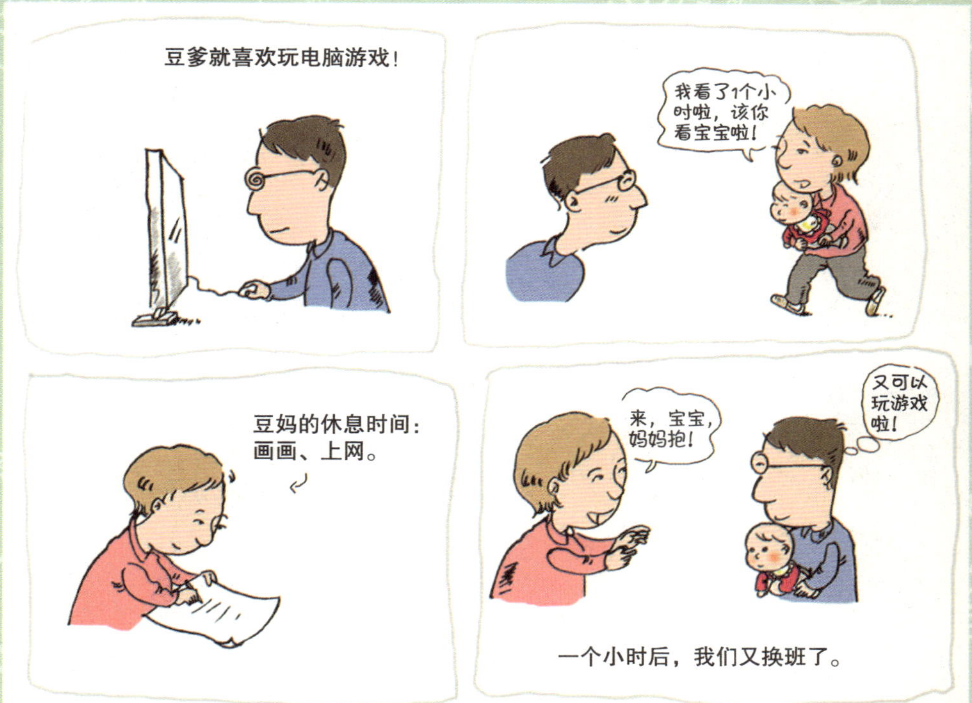
豆爹就喜欢玩电脑游戏！
我看了1个小时啦，该你看宝宝啦！
豆妈的休息时间：画画、上网。
来，宝宝，妈妈抱！
又可以玩游戏啦！
一个小时后，我们又换班了。

网友酷评

我老公总是要求看孩子睡觉那一班！！

网友：杏仁豆腐

轮流生病

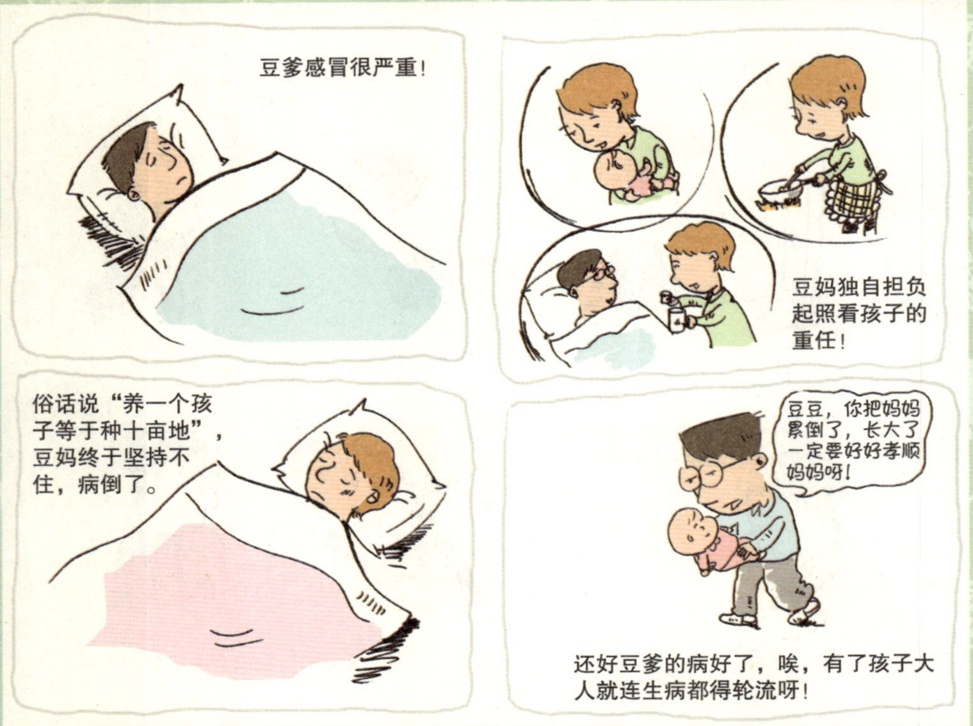
豆爹感冒很严重！
豆妈独自担负起照看孩子的重任！
俗话说“养一个孩子等于种十亩地”，豆妈终于坚持不住，病倒了。
豆豆，你把妈妈累倒了，长大了一定要好好孝顺妈妈呀！
还好豆爹的病好了，唉，有了孩子大人就连生病都得轮流呀！

网友群评

是呀，有了宝宝我们才感到自己的责任巨大呀！

网友：紫水仙

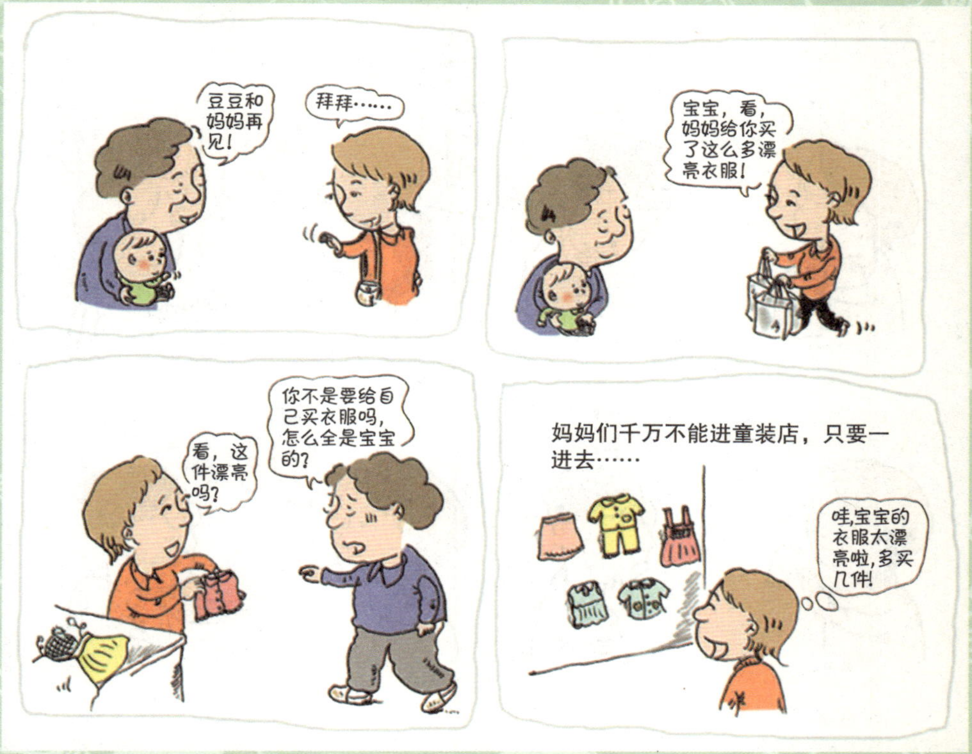
豆豆和妈妈再见！
拜拜……
宝宝，看，妈妈给你买了这么多漂亮衣服！
看，这件漂亮吗？
你不是要给自己买衣服吗，怎么全是宝宝的？
妈妈们千万不能进童装店，只要一进去……
哇,宝宝的衣服太漂亮啦,多买几件!

网友酷评

呵呵，我也一样，每次出门都发狠说一定不买，结果看到宝宝的漂亮衣服就走不动了。

网友：屹鸣妈妈

陪老婆买衣服

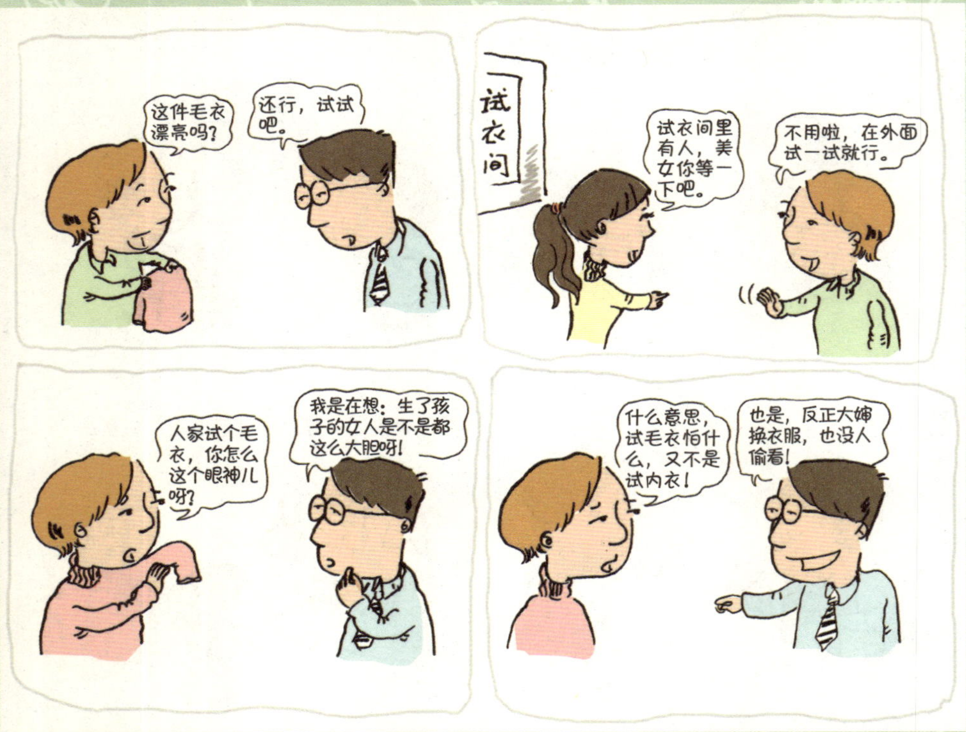
这件毛衣漂亮吗？
还行，试试吧。
试衣间
试衣间里有人，美女你等一下吧。
不用啦，在外面试一试就行。
人家试个毛衣，你怎么这个眼神儿呀？
我是在想：生了孩子的女人是不是都这么大胆呀！
什么意思，试毛衣怕什么，又不是试内衣！
也是，反正大婶换衣服，也没人偷看！

网友辣评

是我的话，我也这么干了，哈哈，大嫂握手！

网友：吕陈

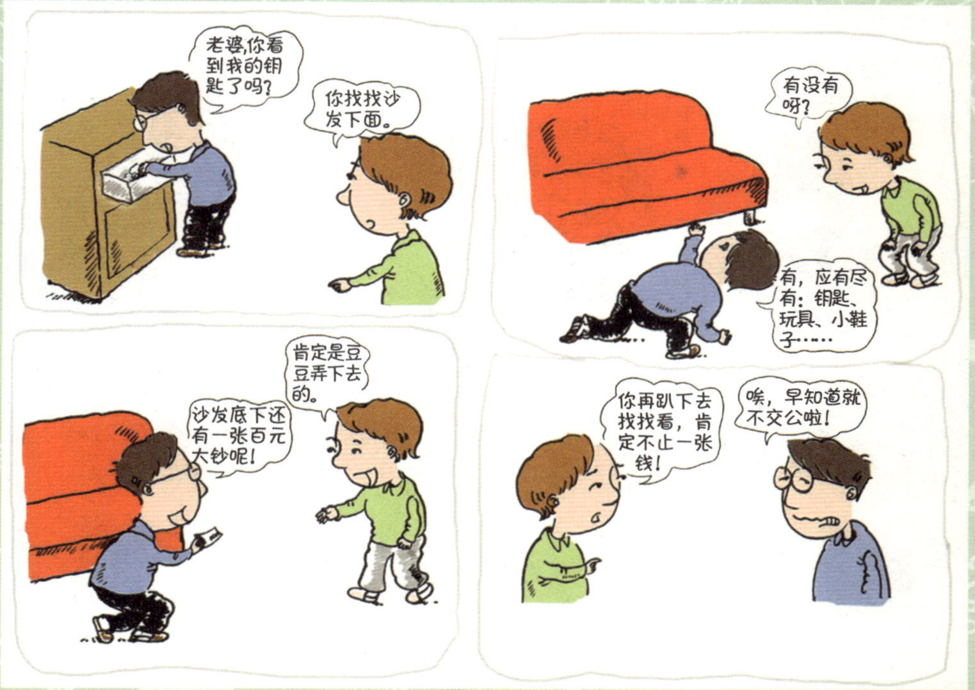
老婆,你看到我的钥匙了吗?
你找找沙发下面。
有没有呀?
有，应有尽有：钥匙、玩具、小鞋子……
沙发底下还有一张百元大钞呢！
肯定是豆豆弄下去的。
你再趴下去找找看，肯定不止一张钱！
唉，早知道就不交公啦！

网友评

没错，我家沙发地下也是琳琅满目，定期清查！

网友：大同同

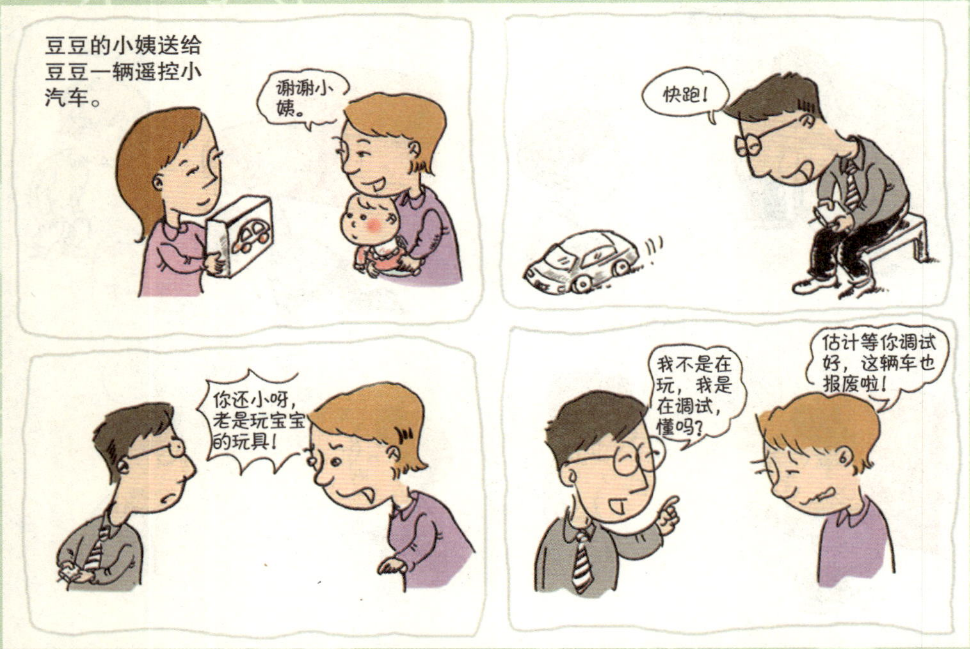
豆豆的小姨送给豆豆一辆遥控小汽车。
谢谢小姨。
快跑！
你还小呀，老是玩宝宝的玩具！
我不是在玩，我是在调试，懂吗？
估计等你调试好，这辆车也报废啦！

网友酷评

哈哈，我也有这种感觉！给我家妞买回一个敲琴，她没玩什么，倒是我天天在敲打！

网友：Airy

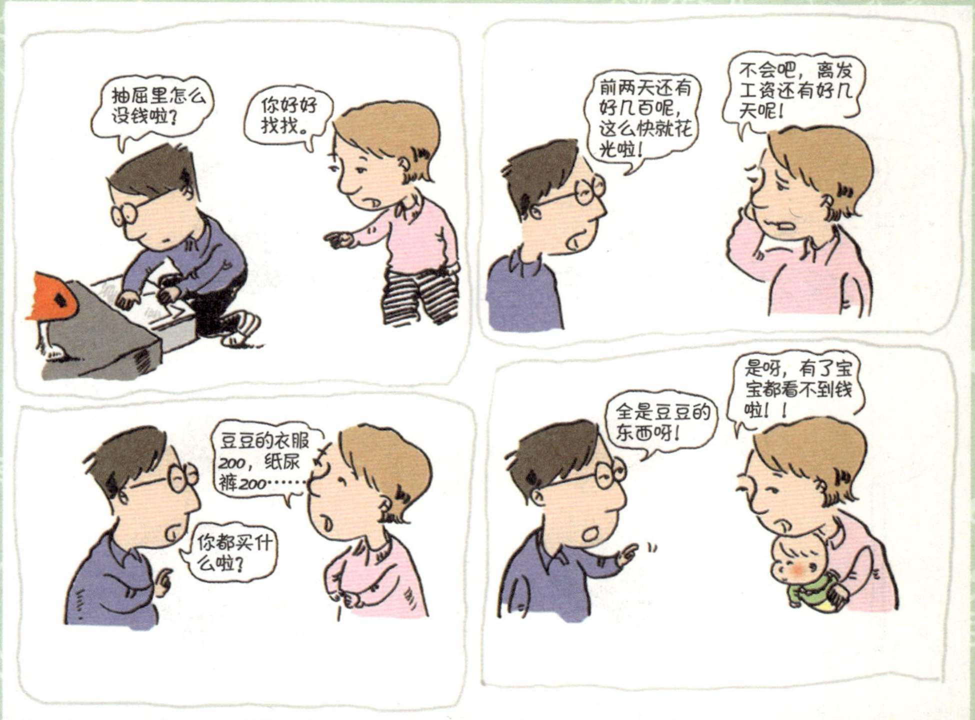
抽屉里怎么没钱啦？
你好好找找。
前两天还有好几百呢，这么快就花光啦！
不会吧，离发工资还有好几天呢！
你都买什么啦？
豆豆的衣服200，纸尿裤200……
全是豆豆的东西呀！
是呀，有了宝宝都看不到钱啦！！

网友群评

给自己买就一点都不舍得了，给小宝贝买眼睛都没眨一下~钱就是这样没了。

网友：Cipher妈妈

最喜欢的玩具

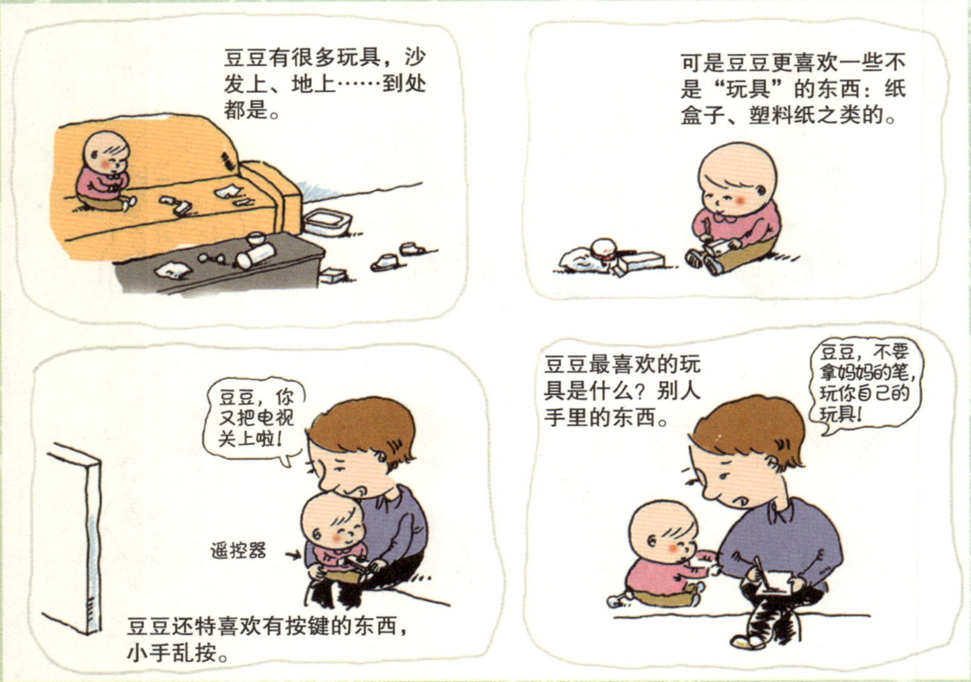
豆豆有很多玩具，沙发上、地上……到处都是。
可是豆豆更喜欢一些不是“玩具”的东西：纸盒子、塑料纸之类的。
豆豆，你又把电视关上啦！
遥控器
豆豆还特喜欢有按键的东西，小手乱按。
豆豆最喜欢的玩具是什么？别人手里的东西。
豆豆，不要拿妈妈的笔，玩你自己的玩具！

网友群评

一点也没错～～别人手里的才是最好的！精辟啊～

网友：若瑶PP妈

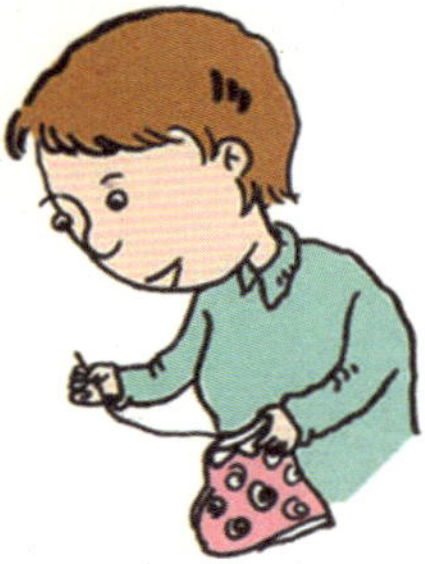

以前连个扣子都不会缝的我，
现在居然给宝宝改起了小衣服。

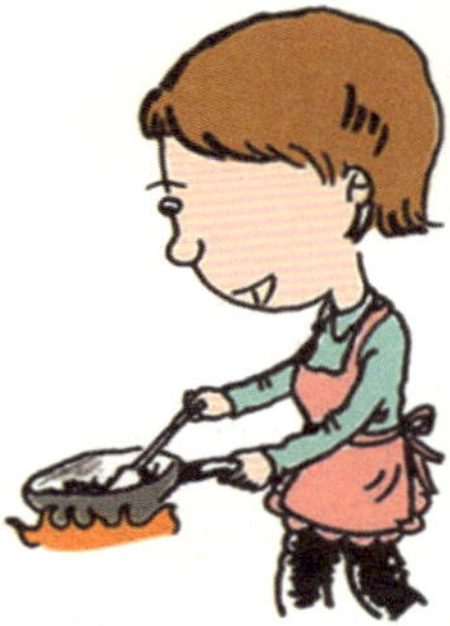

做了妈妈，开始对烹饪
有了兴趣，经常给宝宝
做些美食。

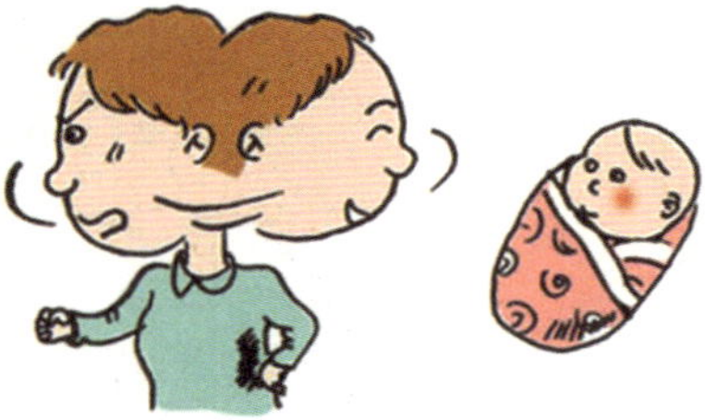

脾气变好啦，刚要发火，转
脸看到宝宝，气就消了一大
半了。

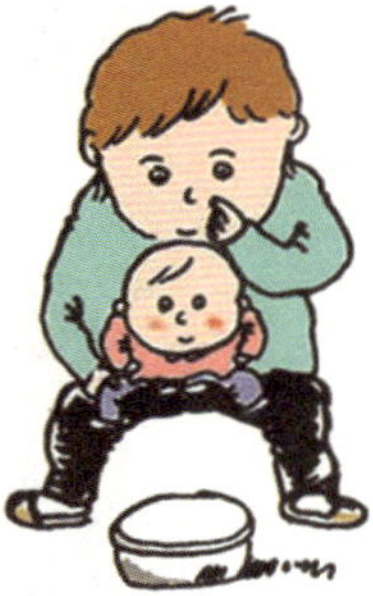

有了宝宝，变得不讲卫生了，
擦完宝宝的小屁股，还会
用手摸摸看是不是干净啦。

网友群评

的确变化很大～刚生下宝宝她大便我嚷嚷着让我妈快把它拿走～现在每次都要打开看看。

网友：杏仁豆腐

做女人真好

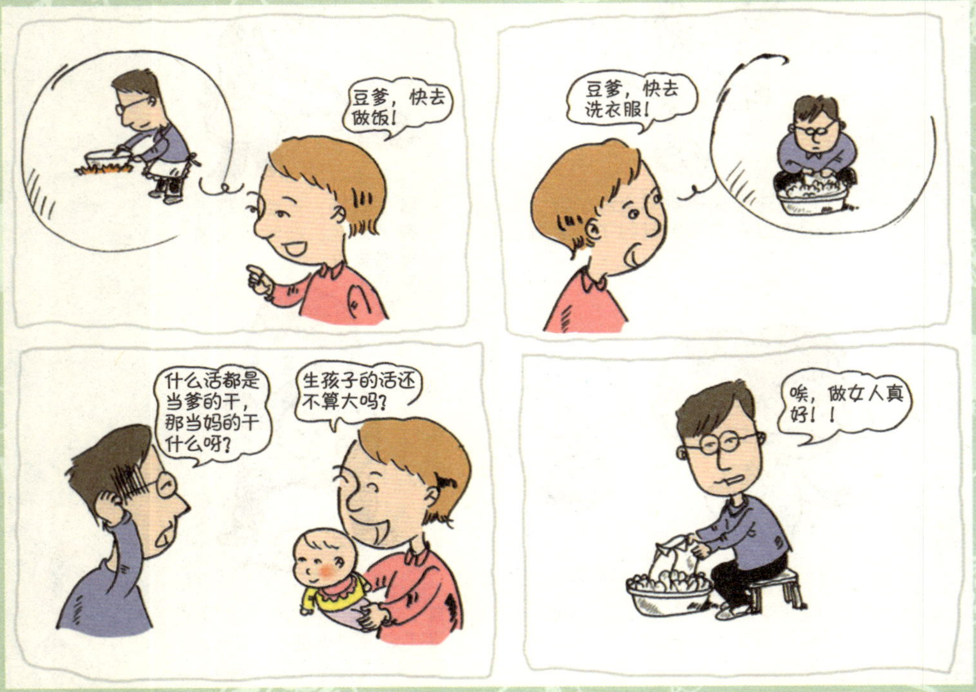
豆爹，快去做饭！
豆爹，快去洗衣服！
什么活都是当爹的干，那当妈的干什么呀？
生孩子的活还不算大吗？
唉，做女人真好！！

网友酷评

哈哈，我们家宝宝爸爸也被我赶着做家务，但总是效果不太好，老要返工。呵呵。

网友：Cipher妈妈

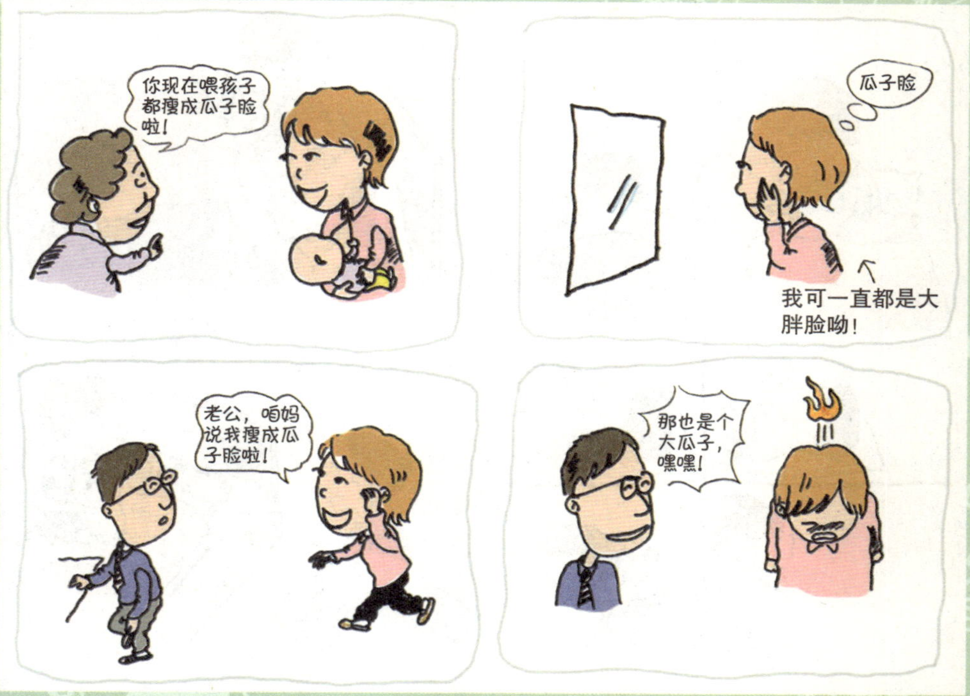
你现在喂孩子都瘦成瓜子脸啦！
瓜子脸
我可一直都是大胖脸哟！
老公，咱妈说我瘦成瓜子脸啦！
那也是个大瓜子，嘿嘿！

网友群评

晕~宝爸说得真打击人啊！

网友：若瑶PP妈

鼾声如雷

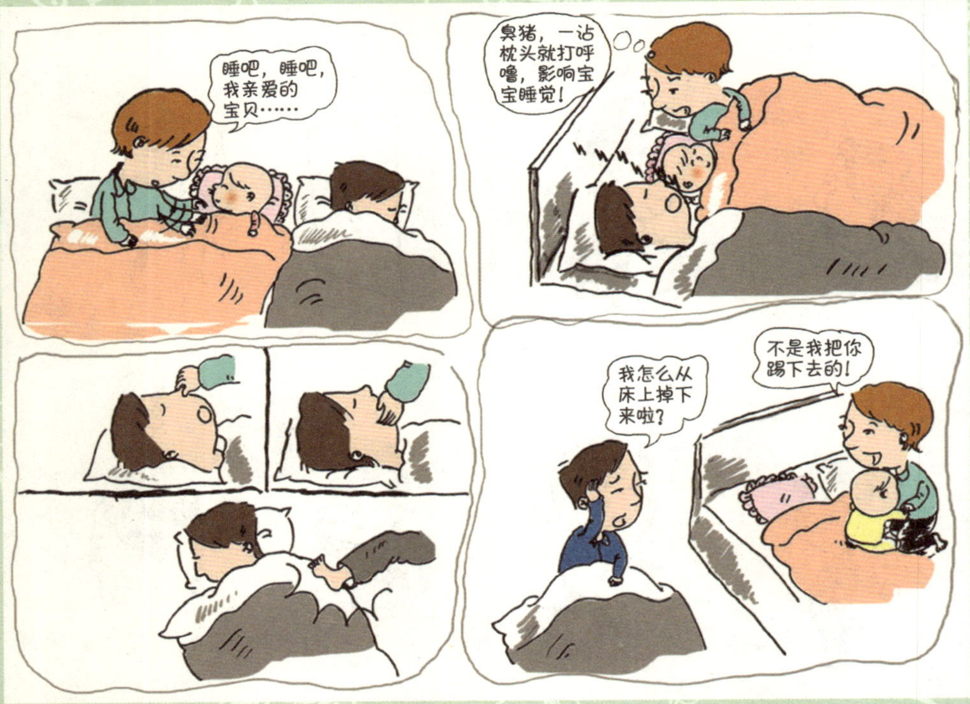
睡吧，睡吧，我亲爱的宝贝……
臭猪，一沾枕头就打呼噜，影响宝宝睡觉！
我怎么从床上掉下来啦？
不是我把你踢下去的！

网友群评

此地无银三百两！

网友：长相依

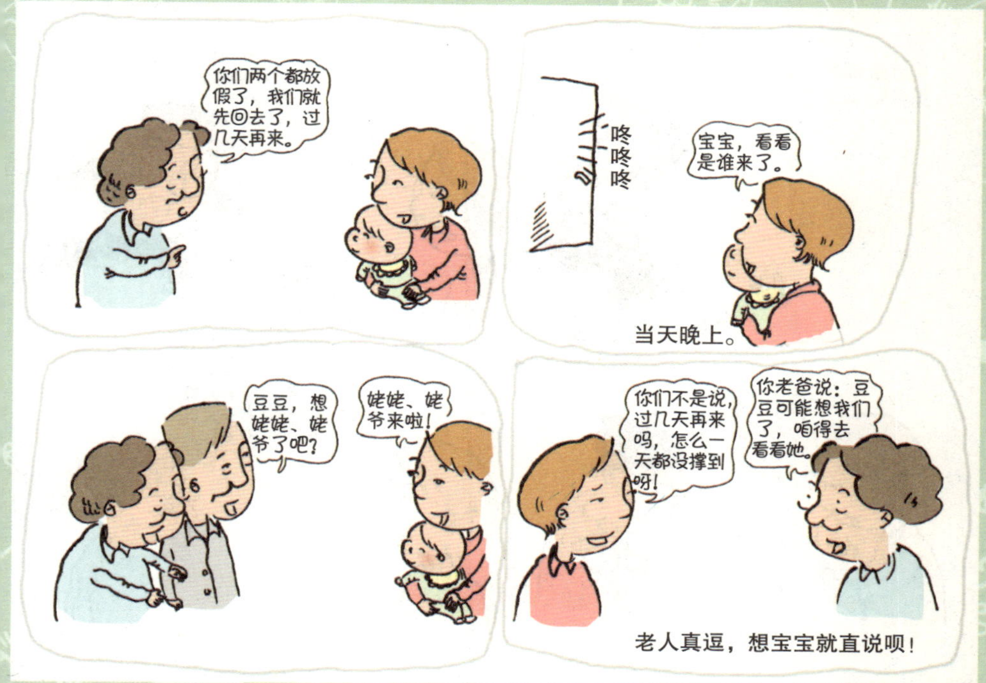
你们两个都放假了，我们就先回去了，过几天再来。
咚咚咚
宝宝，看看是谁来了。
当天晚上。
豆豆，想姥姥、姥爷了吧？
姥姥、姥爷来啦！
你们不是说，过几天再来吗，怎么一天都没撑到呀！
你老爸说：豆豆可能想我们了，咱得去看看她。
老人真逗，想宝宝就直说呗！

网友酷评

嘿嘿，老人都是想宝宝的，一会不见就空落落的。

网友：summersun

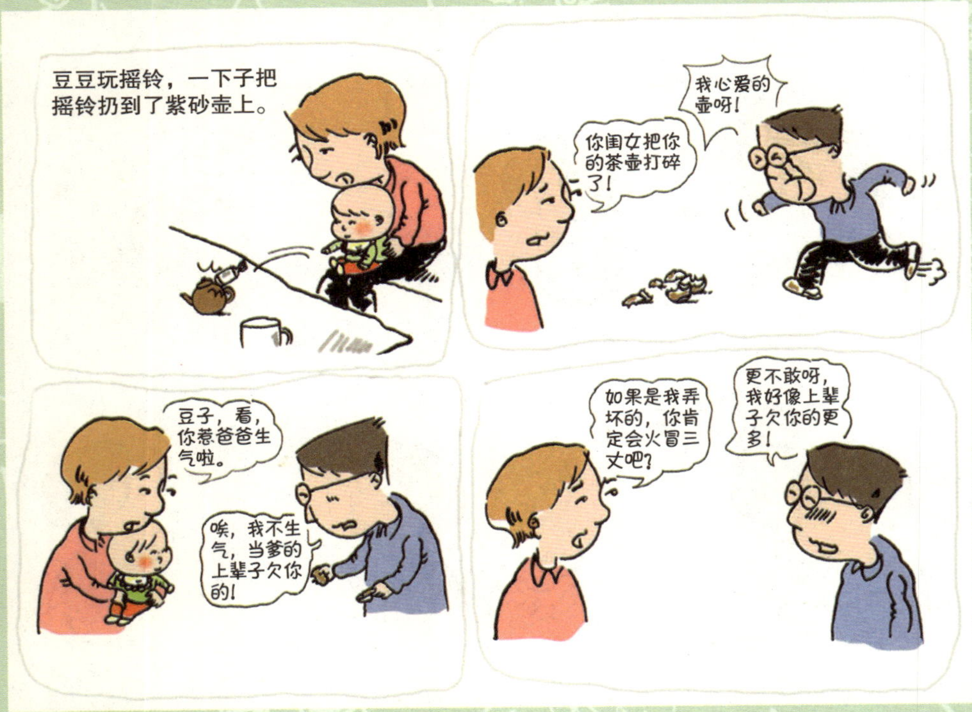
豆豆玩摇铃，一下子把摇铃扔到了紫砂壶上。
你闺女把你的茶壶打碎了！
我心爱的壶呀！
豆子，看，你惹爸爸生气啦。
唉，我不生气，当爹的上辈子欠你的！
如果是我弄坏的，你肯定会火冒三丈吧？
更不敢呀，我好像上辈子欠你的更多！

网友评说

越来越喜欢你……的老公啦……哈哈！

网友：仲阳

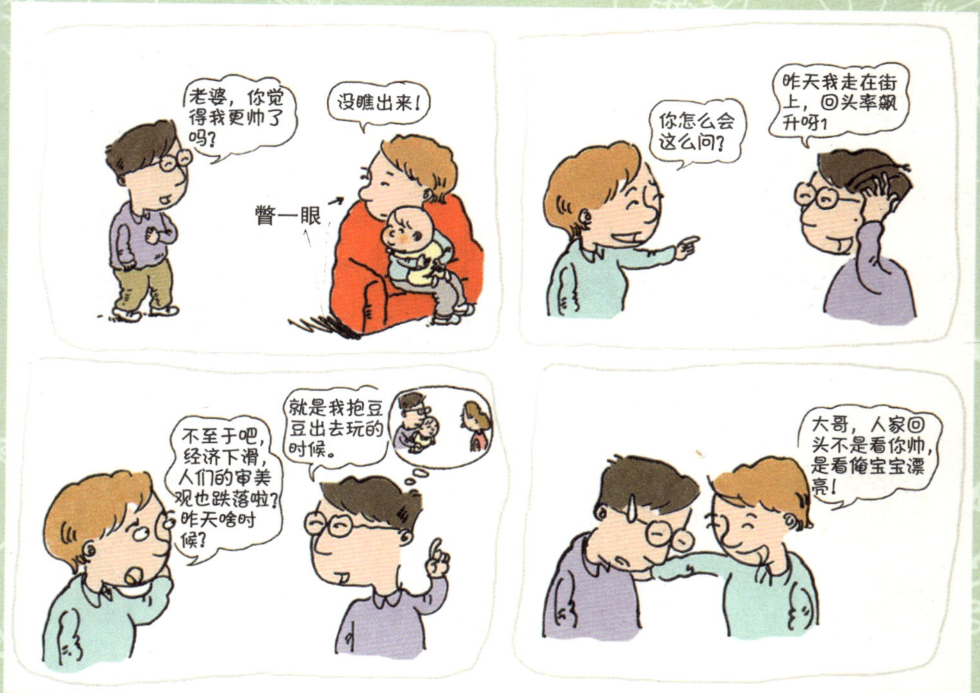
老婆，你觉得我更帅了吗？
没瞧出来！
瞥一眼
你怎么会这么问？
昨天我走在街上，回头率飙升呀！
不至于吧，经济下滑，人们的审美观也跌落啦？昨天啥时候？
就是我抱豆豆出去玩的时候。
大哥，人家回头不是看你帅，是看俺宝宝漂亮！

网友酷评

借机狂赚回头率去！

网友：星可妈妈

花钱有理

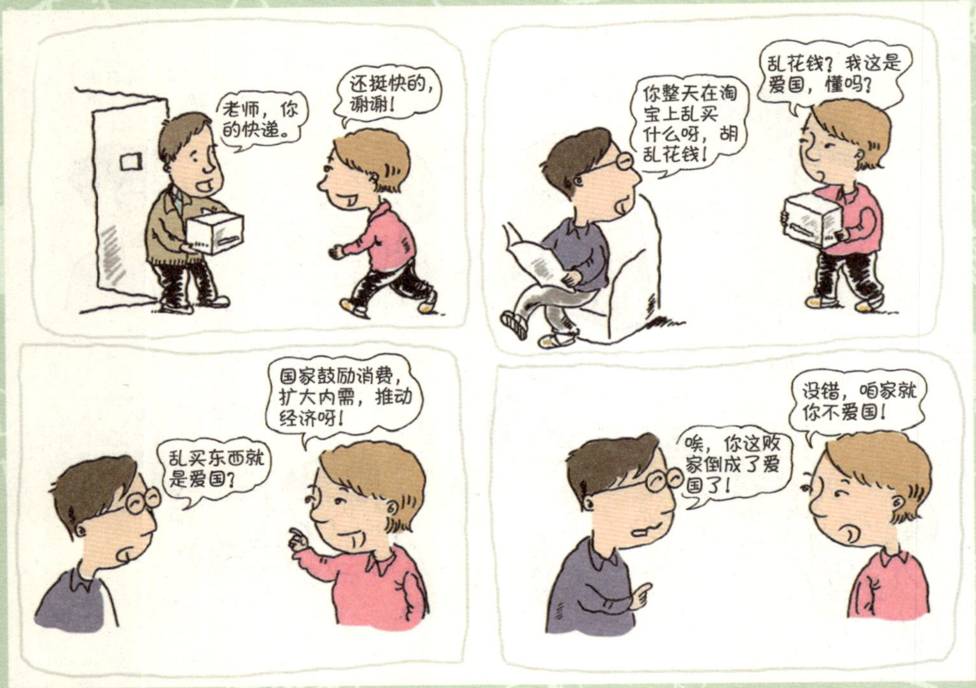
老师，你的快递。
还挺快的，谢谢！
你整天在淘宝上乱买什么呀，胡乱花钱！
乱花钱？我这是爱国，懂吗？
乱买东西就是爱国？
国家鼓励消费，扩大内需，推动经济呀！
唉，你这败家倒成了爱国了！
没错，咱家就你不爱国！

网友群评

哪个女人不爱国呢？呵呵。

网友：dongyaya

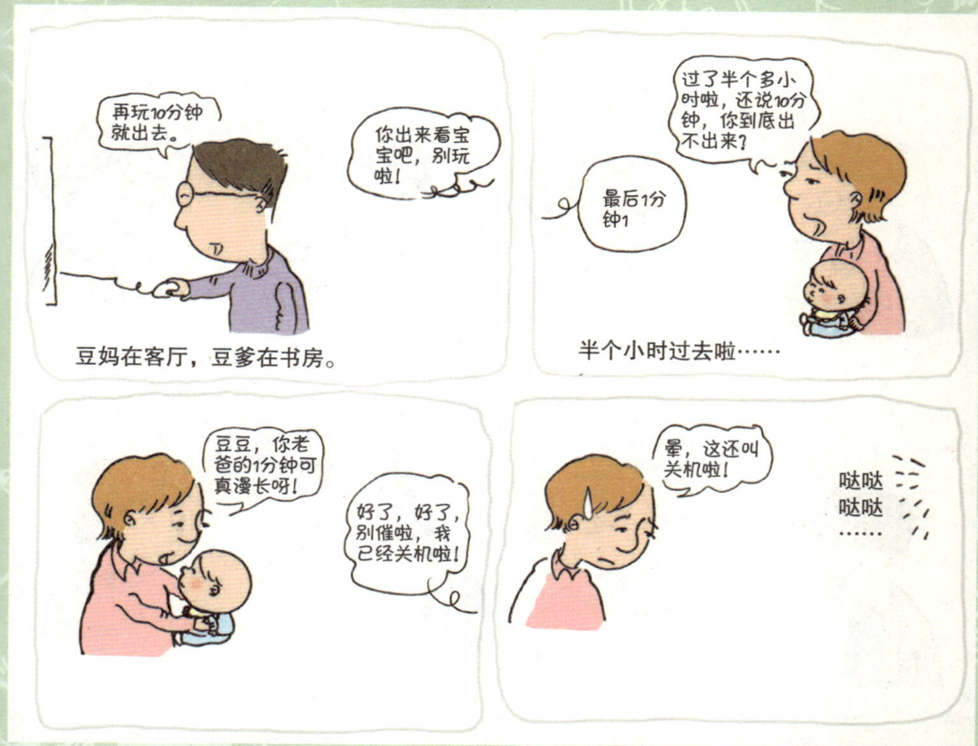
豆妈在客厅，豆爹在书房。
你出来看宝宝吧，别玩啦！
再玩10分钟就出去。
半个小时过去啦……
过了半个多小时啦，还说10分钟，你到底出不出来？
最后1分钟1
豆豆，你老爸的1分钟可真漫长呀！
好了，好了，别催啦，我已经关机啦！
晕，这还叫关机啦！
哒哒
哒哒
……

网友酷评

看完后我忍不住笑出了声，同事们还纳闷我在干什么呢，与我家老公一个德行。

网友：子千小宝

狡猾的豆爹

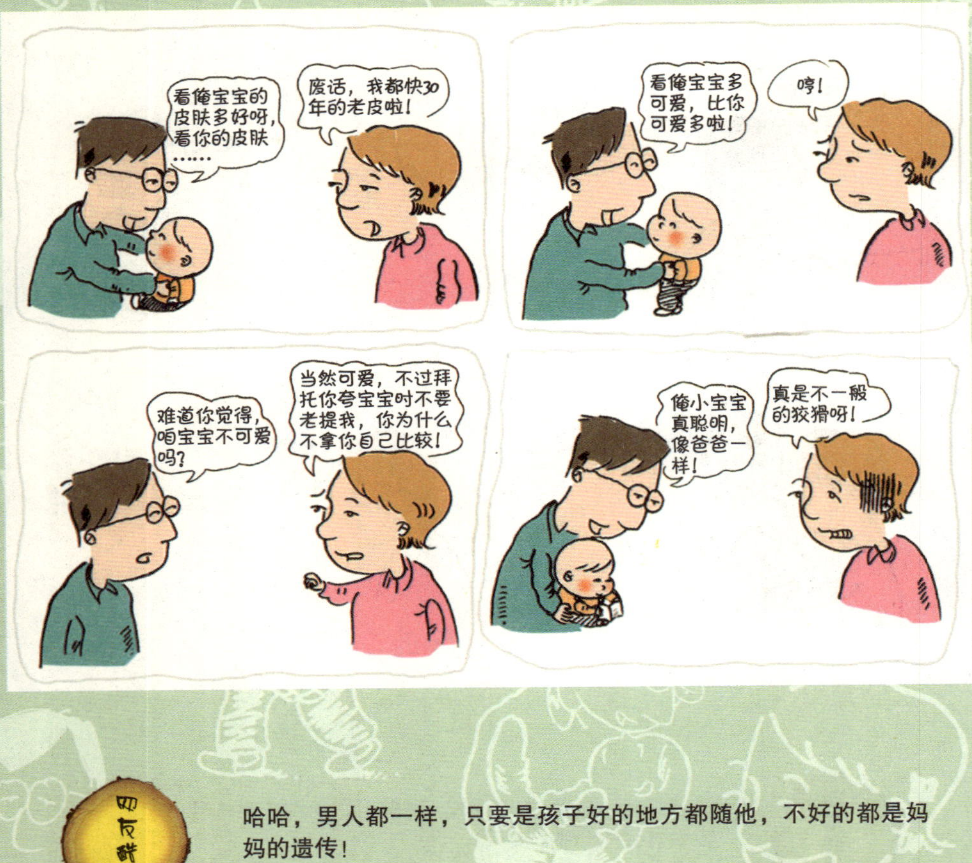
看俺宝宝的皮肤多好呀，看你的皮肤……
废话，我都快30年的老皮啦！
看俺宝宝多可爱，比你可爱多啦！
哼！
难道你觉得，咱宝宝不可爱吗？
当然可爱，不过拜托你夸宝宝时不要老提我，你为什么不拿你自己比较！
俺小宝宝真聪明，像爸爸一样！
真是不一般的狡猾呀！

网友酷评

哈哈，男人都一样，只要是孩子好的地方都随他，不好的都是妈妈的遗传！

网友：芊芊0508

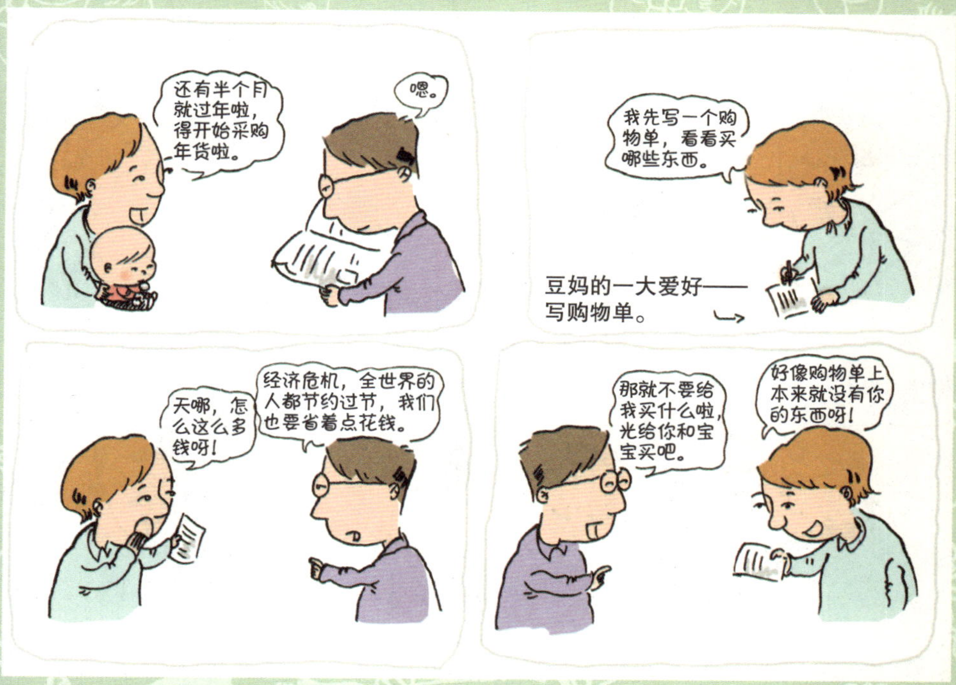
还有半个月就过年啦，得开始采购年货啦。
嗯。
我先写一个购物单，看看买哪些东西。
豆妈的一大爱好——写购物单。
天哪，怎么这么多钱呀！
经济危机，全世界的人都节约过节，我们也要省着点花钱。
那就不要给我买什么啦，光给你和宝宝买吧。
好像购物单上本来就没有你的东西呀！

网友群评

豆妈勤俭有道，持家有方！

网友：坤厚载物

可怜的豆爹

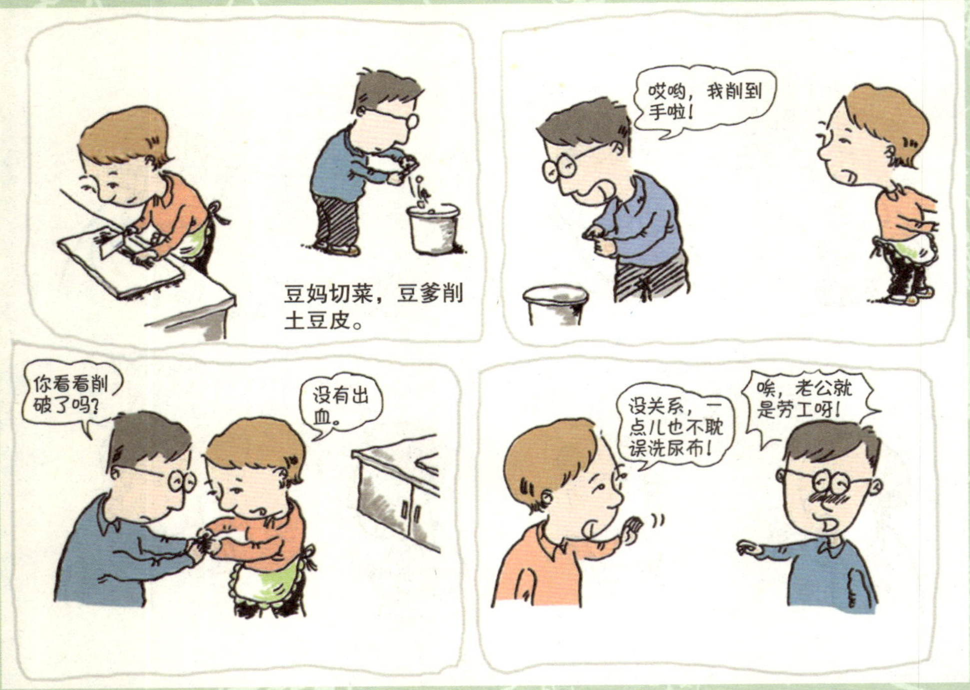
豆妈切菜，豆爹削土豆皮。
哎哟，我削到手啦！
你看看削破了吗？
没有出血。
没关系，一点儿也不耽误洗尿布！
唉，老公就是劳工呀！

网友酷评

昨天给老公看了你家的漫画，最后感慨地说了一句："原来都是工友啊！"

网友：帅果靓妈

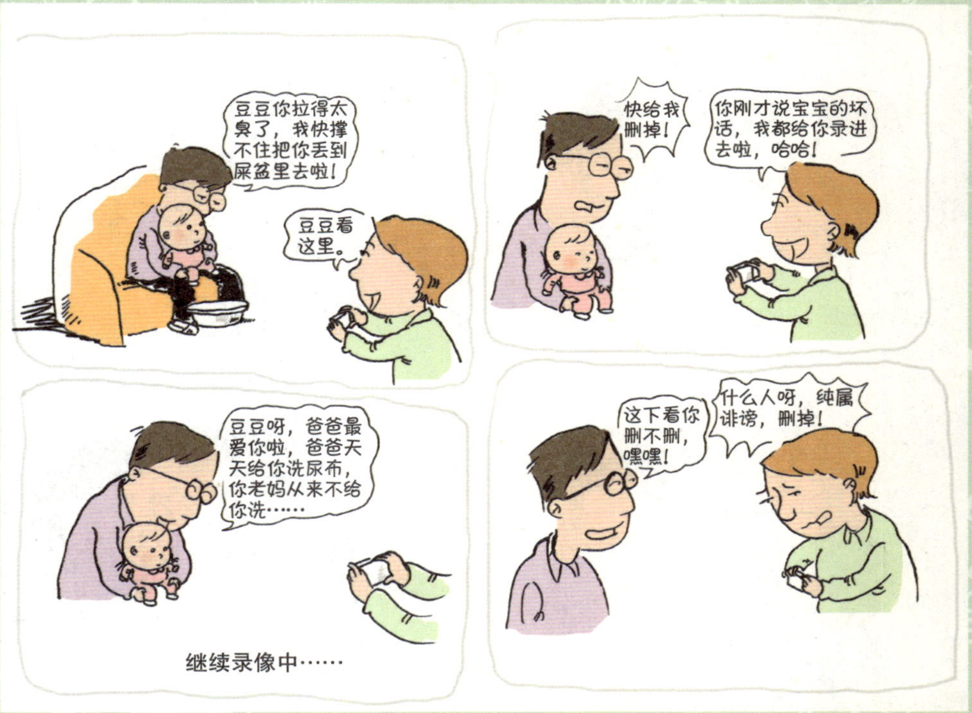
豆豆看这里。
豆豆你拉得太臭了，我快撑不住把你丢到屎盆里去啦！
你刚才说宝宝的坏话，我都给你录进去啦，哈哈！
快给我删掉！
豆豆呀，爸爸最爱你啦，爸爸天天给你洗尿布，你老妈从来不给你洗……
继续录像中……
这下看你删不删，嘿嘿！
什么人呀，纯属诽谤，删掉！

网友酷评

哈,我都是偷偷录的,录完再告诉他。^0^

网友：风吹时乱走

流行的头型

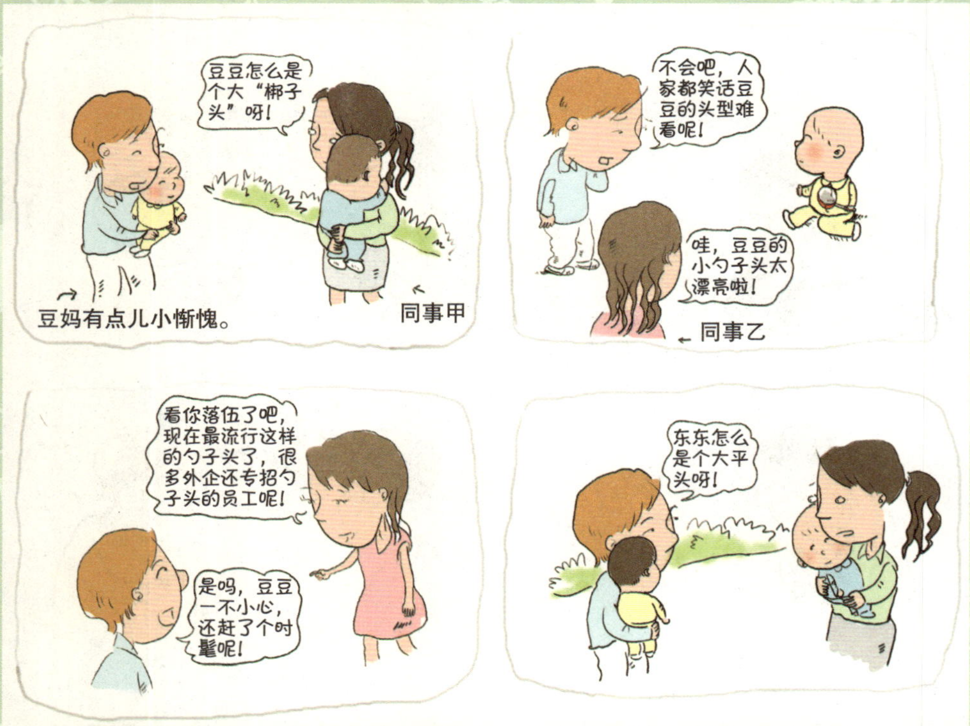
豆豆怎么是个大“梆子头”呀！
豆妈有点儿小惭愧。
同事甲
不会吧，人家都笑话豆豆的头型难看呢！
哇，豆豆的小勺子头太漂亮啦！
同事乙
看你落伍了吧，现在最流行这样的勺子头了，很多外企还专招勺子头的员工呢！
是吗，豆豆一不小心，还赶了个时髦呢！
东东怎么是个大平头呀！

网友酷评

我家宝宝月子里的时候，我婆婆也说让宝宝枕书本，可是书上说枕书本会伤小脑的，自然最好！

网友：紫水晶1

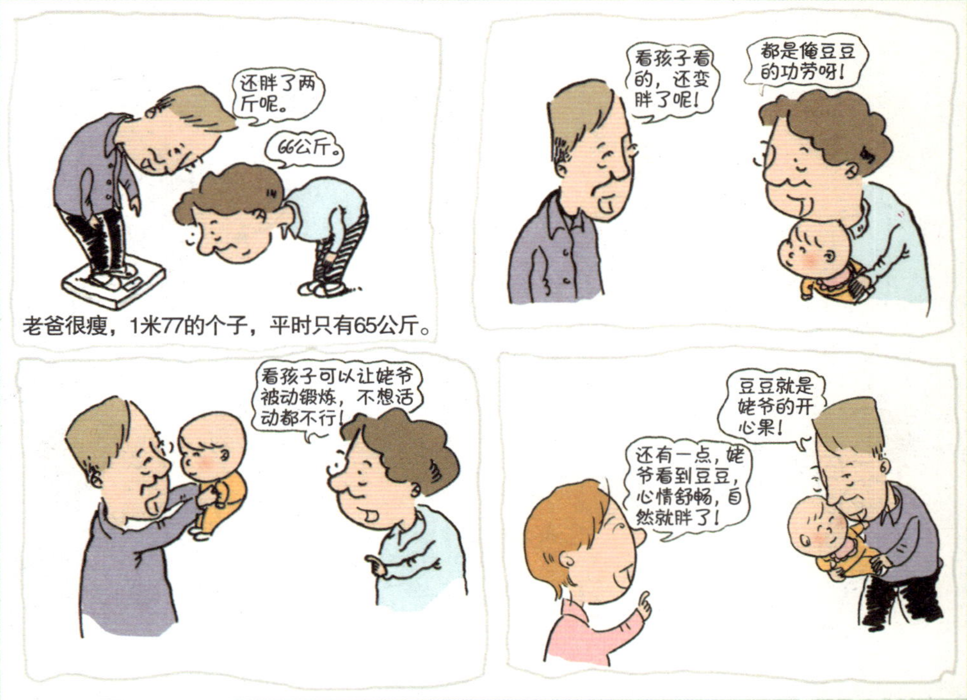
还胖了两斤呢。
66公斤。
老爸很瘦，1米77的个子，平时只有65公斤。
看孩子看的，还变胖了呢！
都是俺豆豆的功劳呀！
看孩子可以让姥爷被动锻炼，不想活动都不行！
豆豆就是姥爷的开心果！
还有一点，姥爷看到豆豆，心情舒畅，自然就胖了！

网友群评

看来宝贝都是家中宝啊，CICI的爷爷常说CICI的奶奶逗CICI时像个老顽童。

网友：二月水瓶座

密码不对

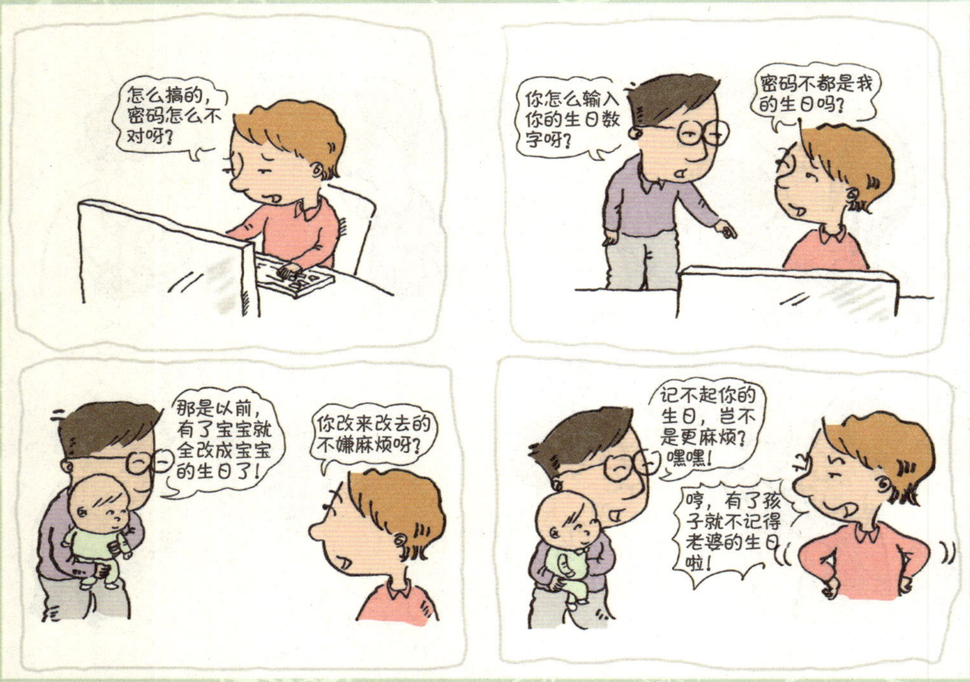
怎么搞的，密码怎么不对呀？
你怎么输入你的生日数字呀？
密码不都是我的生日吗？
那是以前，有了宝宝就全改成宝宝的生日了！
你改来改去的不嫌麻烦呀？
记不起你的生日，岂不是更麻烦？嘿嘿！
哼，有了孩子就不记得老婆的生日啦！

网友酷评

哈哈，和我家一模一样呀，我家的密码现在也都是我家阳阳的啦。

网友：小如

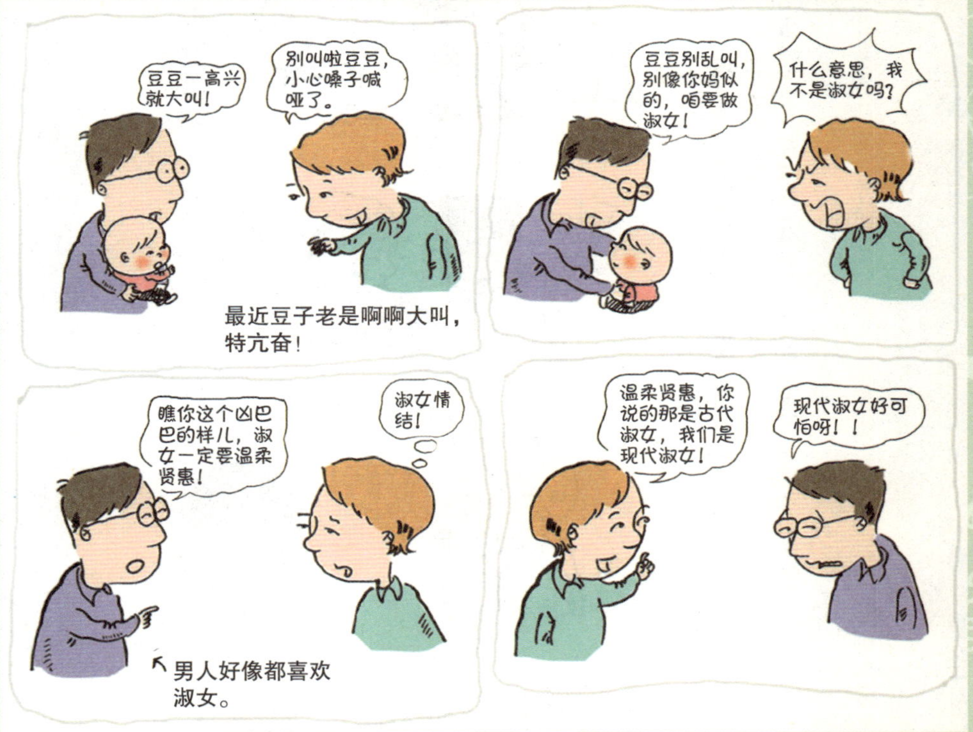
豆豆一高兴就大叫！
别叫啦豆豆，小心嗓子喊哑了。
最近豆子老是啊啊大叫，特亢奋！
豆豆别乱叫，别像你妈似的，咱要做淑女！
什么意思，我不是淑女吗？
瞧你这个凶巴巴的样儿，淑女一定要温柔贤惠！
淑女情结！
男人好像都喜欢淑女。
温柔贤惠，你说的那是古代淑女，我们是现代淑女！
现代淑女好可怕呀！！

网友评论

豆豆未来会变成淑女吗？嘻嘻(*^__^*) 嘻嘻……

网友：三只鼠

网友酷评

我LG说，上帝把亚当和夏娃赶出伊甸园的时候已经明确了让女人承受生育的痛苦，而让男人承受劳作的痛苦。女人在身体上遭罪，男人在精神上遭罪，各有各的责任，这就是平等！

网友：美牛

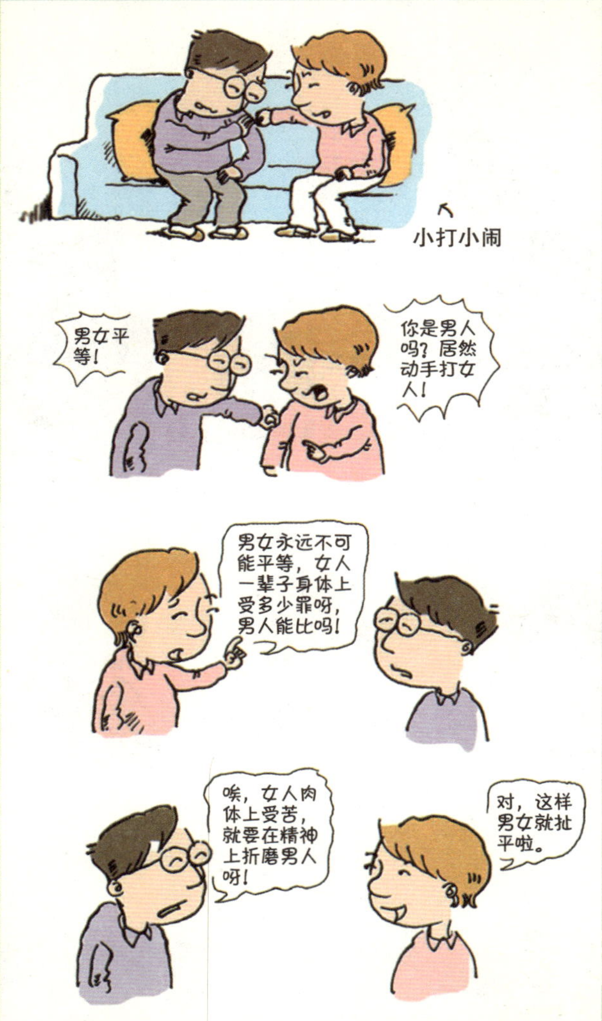

小打小闹
男女平等！
你是男人吗？居然动手打女人！
男女永远不可能平等，女人一辈子身体上受多少罪呀，男人能比吗！
唉，女人肉体上受苦，就要在精神上折磨男人呀！
对，这样男女就扯平啦。

男女平等

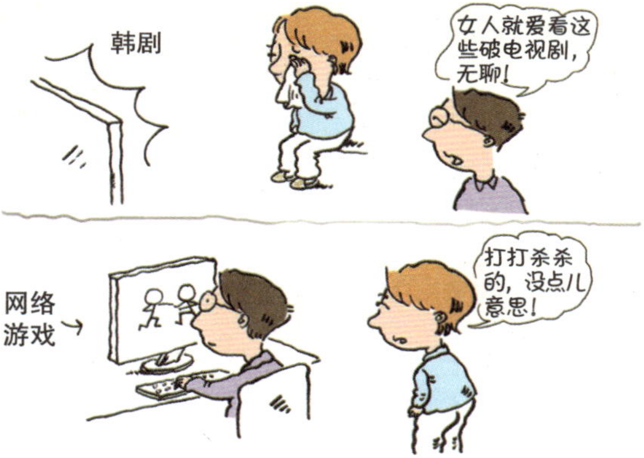
韩剧
女人就爱看这些破电视剧，无聊！
网络游戏
打打杀杀的，没点儿意思！

男人永远不能理解女人，正如女人无法理解男人。男女的差别是天生的，女人是典型的情感动物，她们天生喜欢和人打交道，关心、照看别人；男人天生具有竞争性、进攻性，他们喜欢玩竞技性和刺激的游戏。下面让我们看看他们小时候的爱好吧！

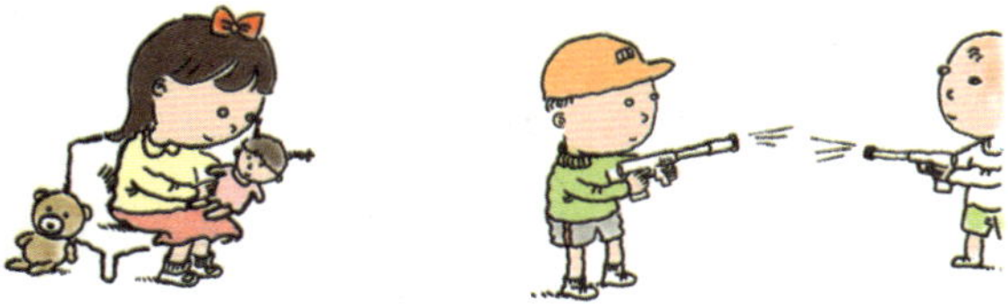

网友酷评

有人说女人的母爱是天生的，她们小时候过家家的时候就已经进入角色了。

网友：彩虹鸢尾

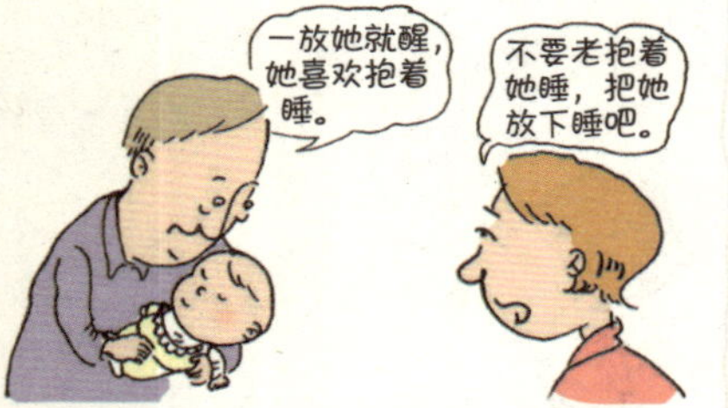
一放她就醒，她喜欢抱着睡。
不要老抱着她睡，把她放下睡吧。

姥爷疼爱外孙女，经常抱着她睡觉。可是，抱着宝宝睡觉不利于宝宝的新陈代谢……

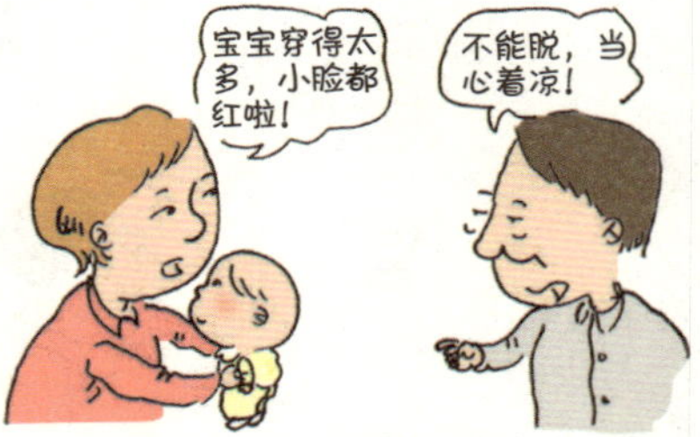
宝宝穿得太多，小脸都红啦！
不能脱，当心着凉！

老人总是把宝宝捂得严严实实，可是医生说：要想小儿安，三分饥和寒。

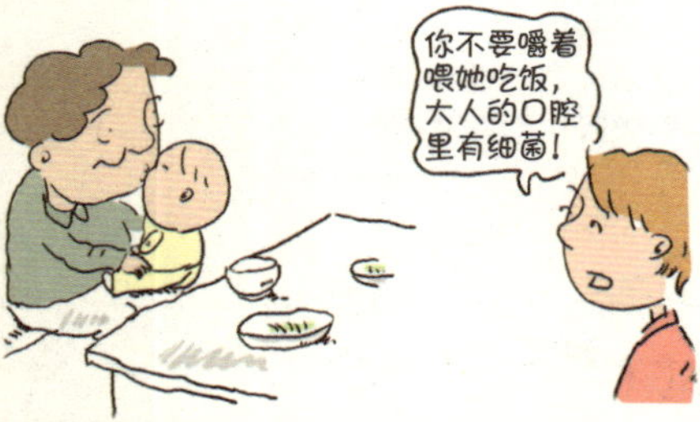
你不要嚼着喂她吃饭，大人的口腔里有细菌！

老人总是习惯嚼碎了食物喂宝宝吃，说是利于消化，可是这样却不利于宝宝咀嚼能力的锻炼。

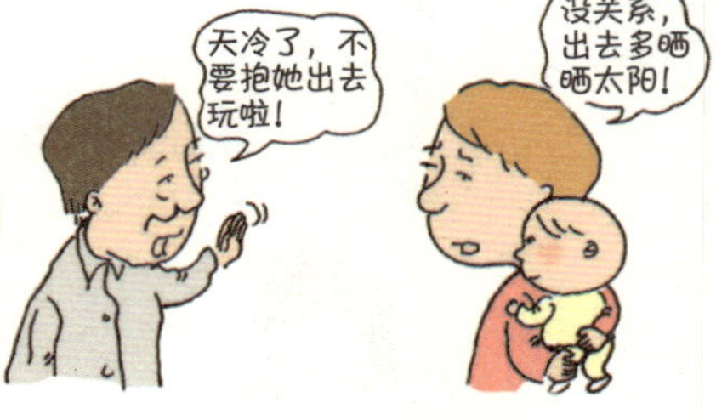
天冷了，不要抱她出去玩啦！
没关系，出去多晒晒太阳！

一进入11月份，豆豆奶奶就不让豆豆出去玩啦，唉！

网友酷评

真是太形象了，几乎每天都在做这样的沟通，但是首先要肯定的是老人的出发点也是好的。

网友：小土豆妈妈

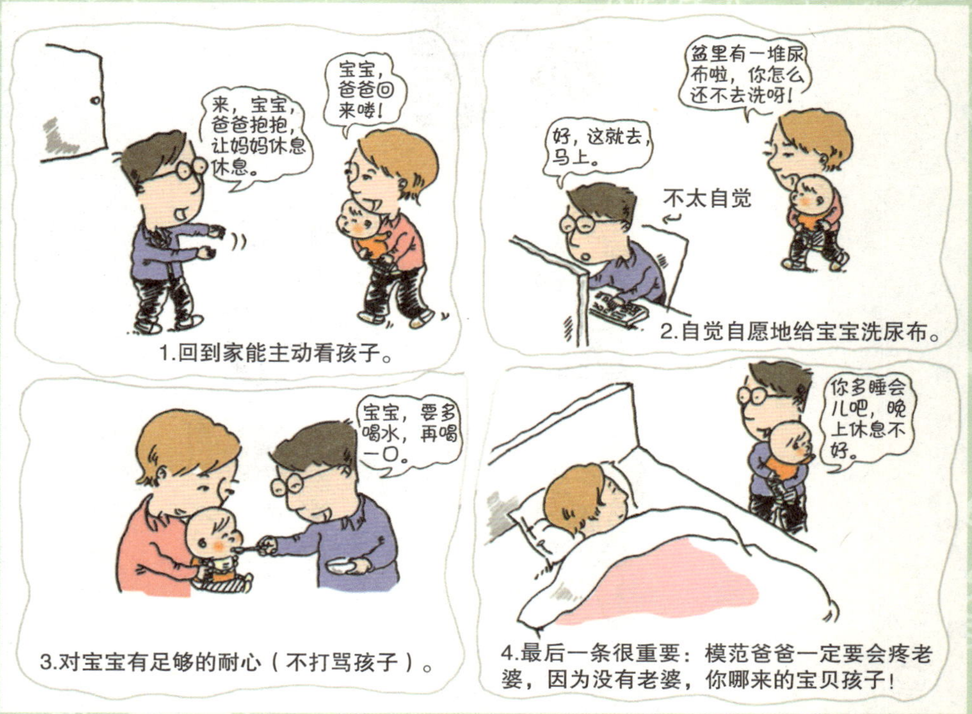
宝宝，爸爸回来喽！
来，宝宝，爸爸抱抱，让妈妈休息休息。
盆里有一堆尿布啦，你怎么还不去洗呀！
好，这就去，马上。
不太自觉
宝宝，要多喝水，再喝一口。
你多睡会儿吧，晚上休息不好。

1.回到家能主动看孩子。

2.自觉自愿地给宝宝洗尿布。

3.对宝宝有足够的耐心（不打骂孩子）。

4.最后一条很重要：模范爸爸一定要会疼老婆，因为没有老婆，你哪来的宝贝孩子！

网友酷评

坚决同意以上几条，爸爸们都进来看吧~~~

网友：金嘟嘟宝

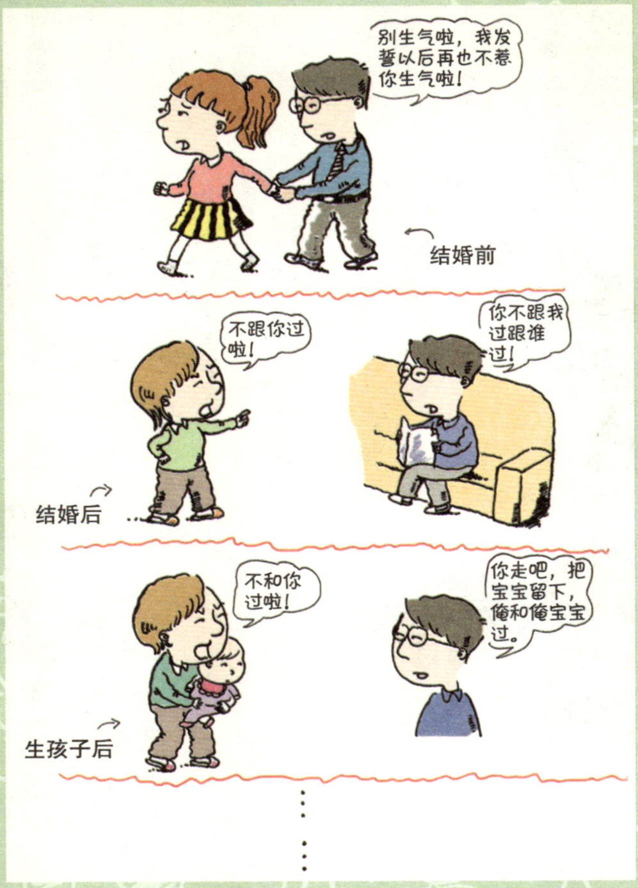
别生气啦，我发誓以后再也不惹你生气啦！
结婚前
结婚后
不跟你过啦！
你不跟我过跟谁过！
生孩子后
不和你过啦！
你走吧，把宝宝留下，俺和俺宝宝过。
……

网友酷评

我怀孕的时候老公说：结婚前正价，结婚后半价，怀孕了三折，生了孩子赔钱都没人要。

网友：杏仁豆腐

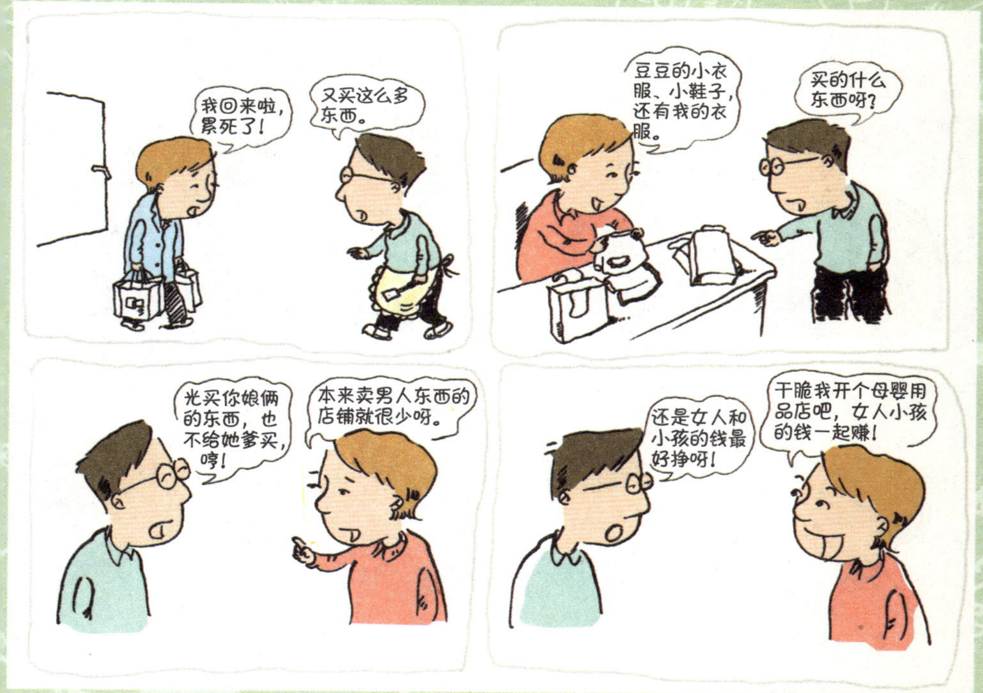
我回来啦，累死了！
又买这么多东西。
买的什么东西呀？
豆豆的小衣服、小鞋子，还有我的衣服。
光买你娘俩的东西，也不给她爹买，哼！
本来卖男人东西的店铺就很少呀。
还是女人和小孩的钱最好挣呀！
干脆我开个母婴用品店吧，女人小孩的钱一起赚！

网友酷评

开个母婴用品店，最终是挣爸爸的钱，哈哈哈……

网友：Daniel Chan

谁放的pp

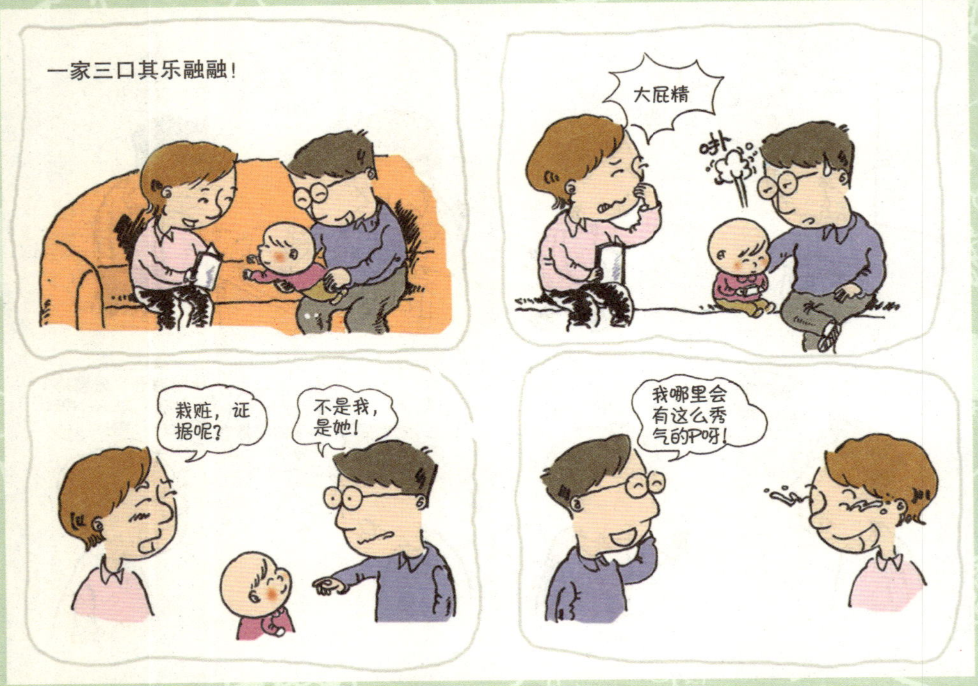
一家三口其乐融融！
大屁精
哧
栽赃，证据呢？
不是我，是她！
我哪里会有这么秀气的P呀！

网友酷评

哈哈，不秀气的啥样……

网友：tywdj

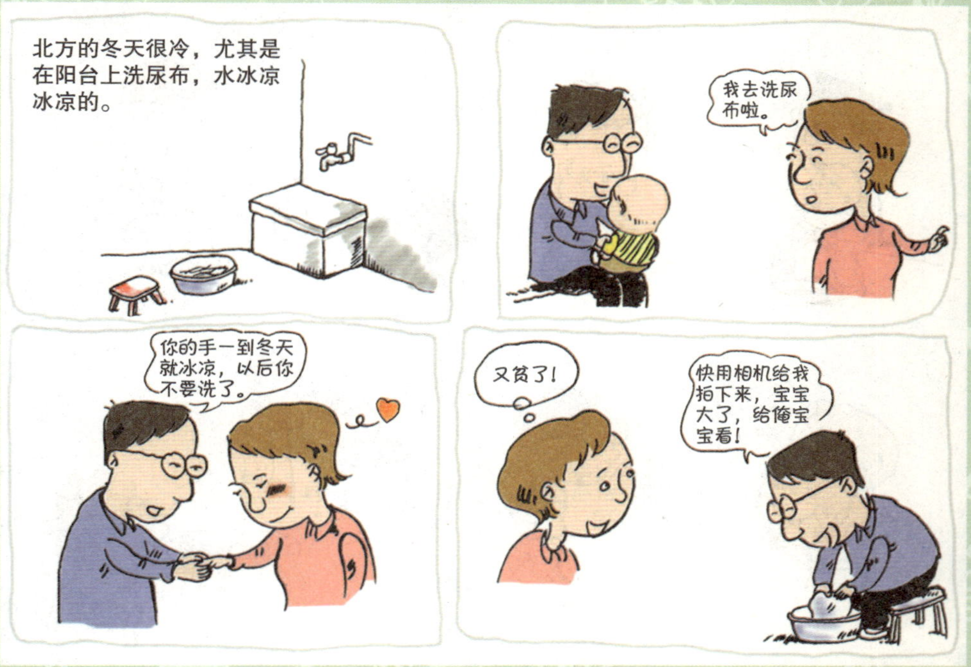
北方的冬天很冷，尤其是在阳台上洗尿布，水冰凉冰凉的。
我去洗尿布啦。
你的手一到冬天就冰凉，以后你不要洗了。
又贫了！
快用相机给我拍下来，宝宝大了，给俺宝宝看！

网友酷评

豆爹真是太勤劳啦，一定要我老公好好学习学习！~

网友：孩他妈妈

网络时代

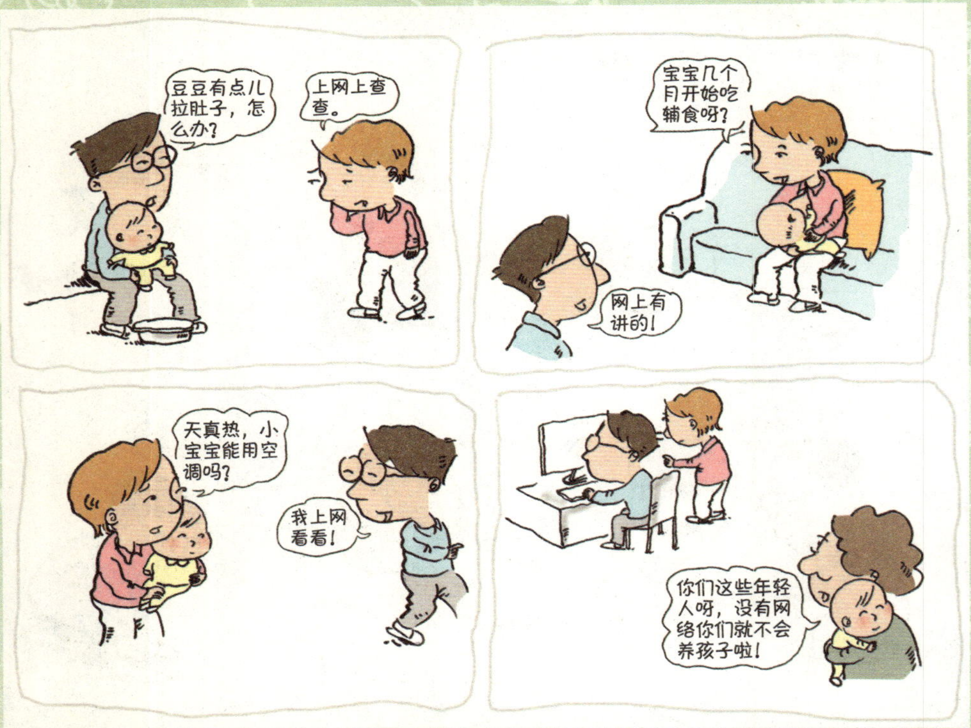

豆豆有点儿拉肚子，怎么办？
上网上查查。
宝宝几个月开始吃辅食呀？
网上有讲的！
天真热，小宝宝能用空调吗？
我上网看看！
你们这些年轻人呀，没有网络你们就不会养孩子啦！

网友酷评

是呀是呀，我老妈也经常说我：“不听我们老年人的经验，就相信网络。”

网友：浩瀚的太阳

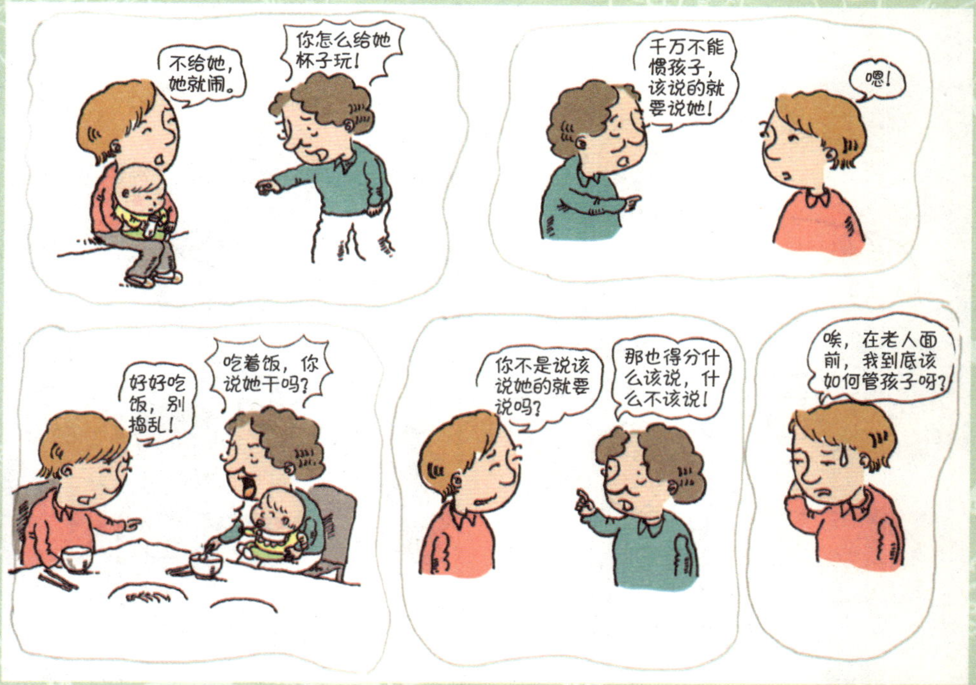
你怎么给她杯子玩！
不给她，她就闹。
千万不能惯孩子，该说的就要说她！
嗯！
好好吃饭，别捣乱！
吃着饭，你说她干吗？
你不是说该说她的就要说吗？
那也得分什么该说，什么不该说！
唉，在老人面前，我到底该如何管孩子呀？

网友评语

哈哈，每次豆妈都说出了我的心声呢！都是咱妈看孩子，都出奇地相似！

网友：开心贺妍

有蚊子

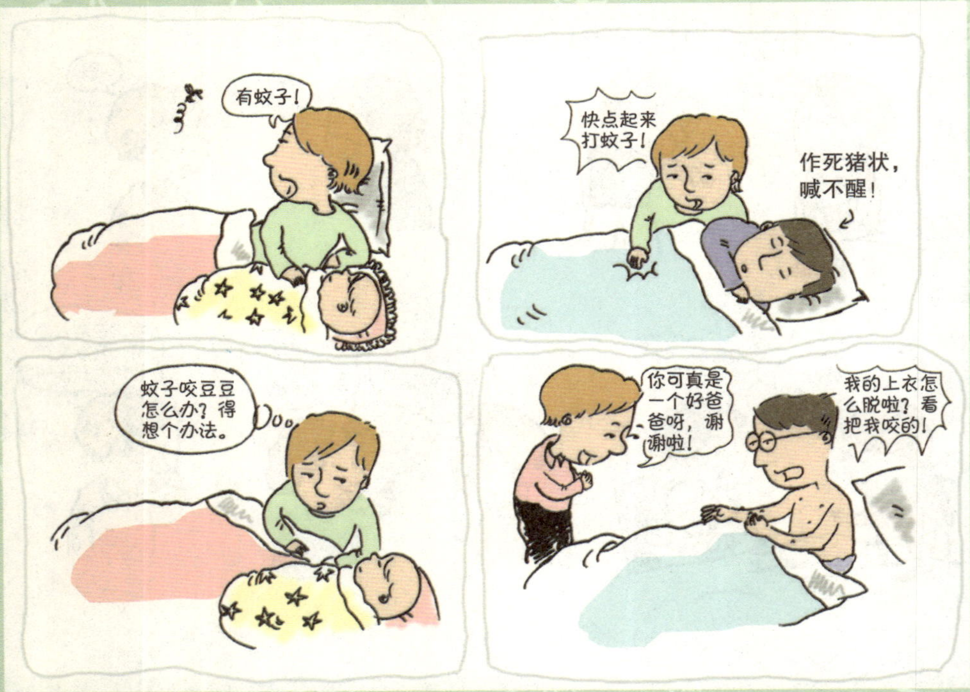
有蚊子！
快点起来
打蚊子！
作死猪状，
喊不醒！
蚊子咬豆豆
怎么办？得
想个办法。
你可真是
一个好爸
爸呀，谢
谢啦！
我的上衣怎
么脱啦？看
把我咬的！

网友群评

哇~这招简直就是……我对楼主的经验犹如滔滔江水，一发而不可收拾~~

网友：猫儿不吃鱼

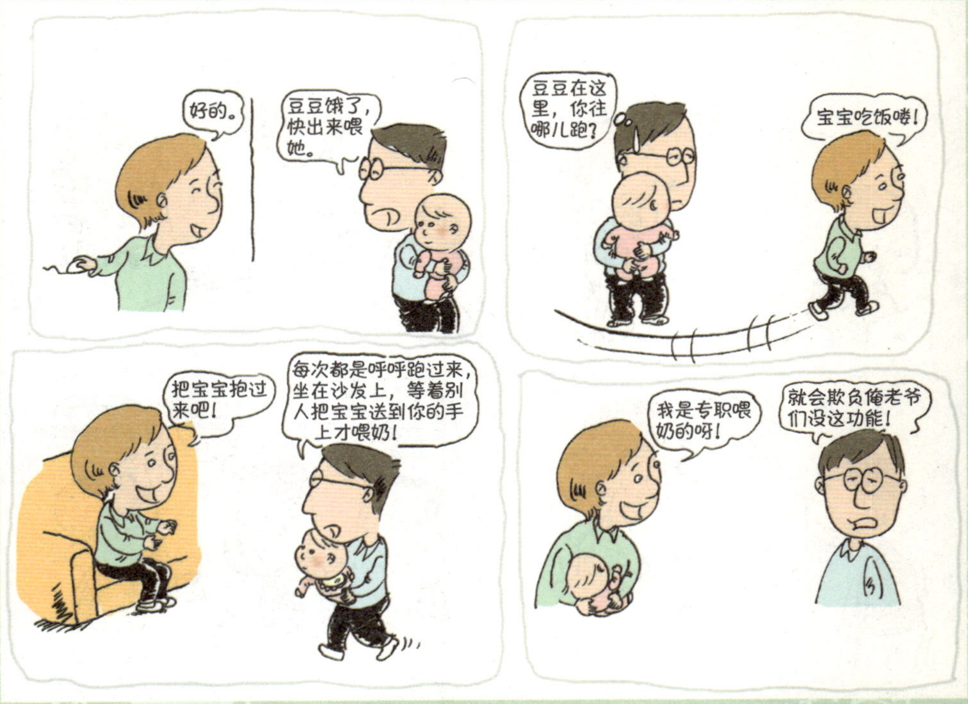

好的。
豆豆饿了，快出来喂她。
豆豆在这里，你往哪儿跑？
宝宝吃饭喽！
把宝宝抱过来吧！
每次都是呼呼跑过来，坐在沙发上，等着别人把宝宝送到你的手上才喂奶！
我是专职喂奶的呀！
就会欺负俺老爷们没这功能！

网友酷评

我以前也这样，而且一喂奶就口渴，老公还得负责给端杯水。

网友：宝宝珠儿

撞枪口上了

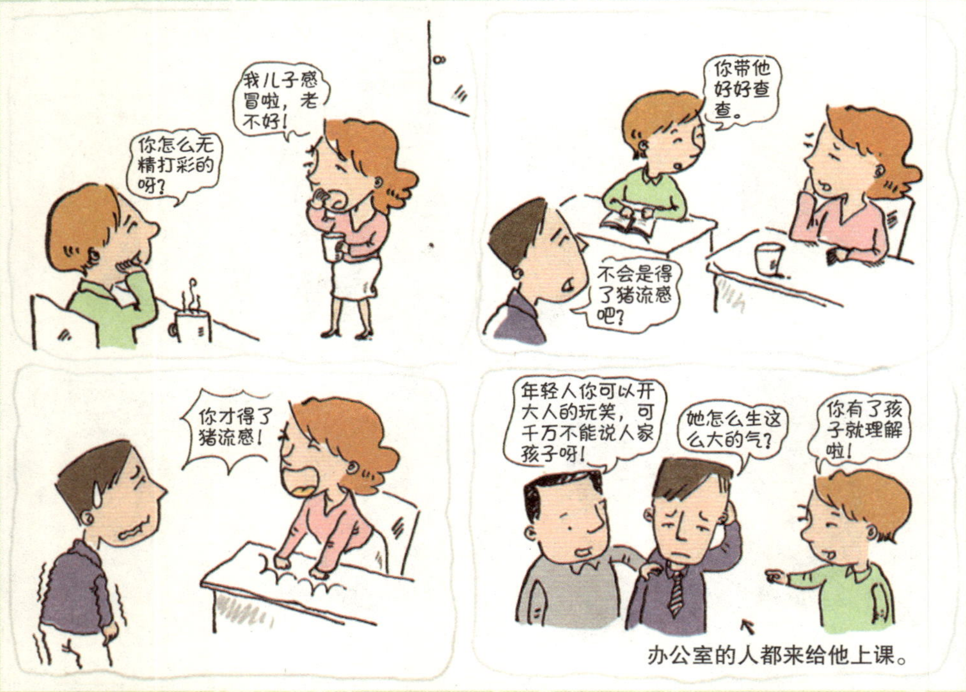
你怎么无精打彩的呀?
我儿子感冒啦，老不好!
你带他好好查查。
不会是得了猪流感吧?
你才得了猪流感!
年轻人你可以开大人的玩笑，可千万不能说人家孩子呀!
她怎么生这么大的气?
你有了孩子就理解啦!
办公室的人都来给他上课。

网友酷评

孩子是大人的命根呢。O(∩_∩)O~

网友：xiaoxuanxuan

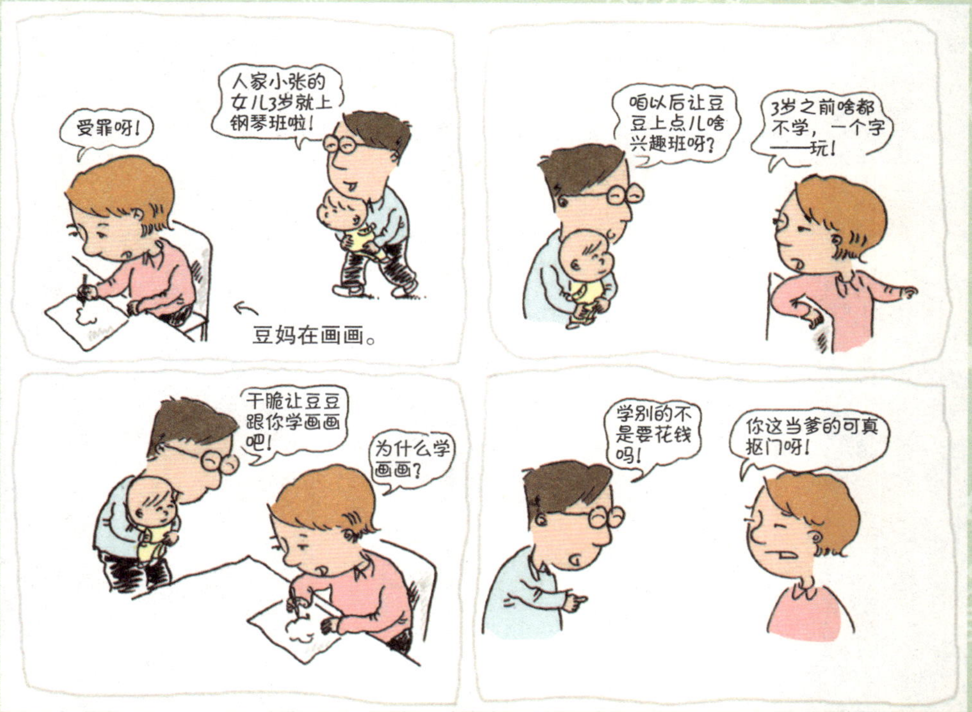
人家小张的女儿3岁就上钢琴班啦！
受罪呀！
豆妈在画画。
咱以后让豆豆上点儿啥兴趣班呀？
3岁之前啥都不学，一个字——玩！
干脆让豆豆跟你学画画吧！
为什么学画画？
学别的不是要花钱吗！
你这当爹的可真抠门呀！

网友辣评

哈哈，以后让宝宝接班！继续在这画漫画！

网友：tywdj

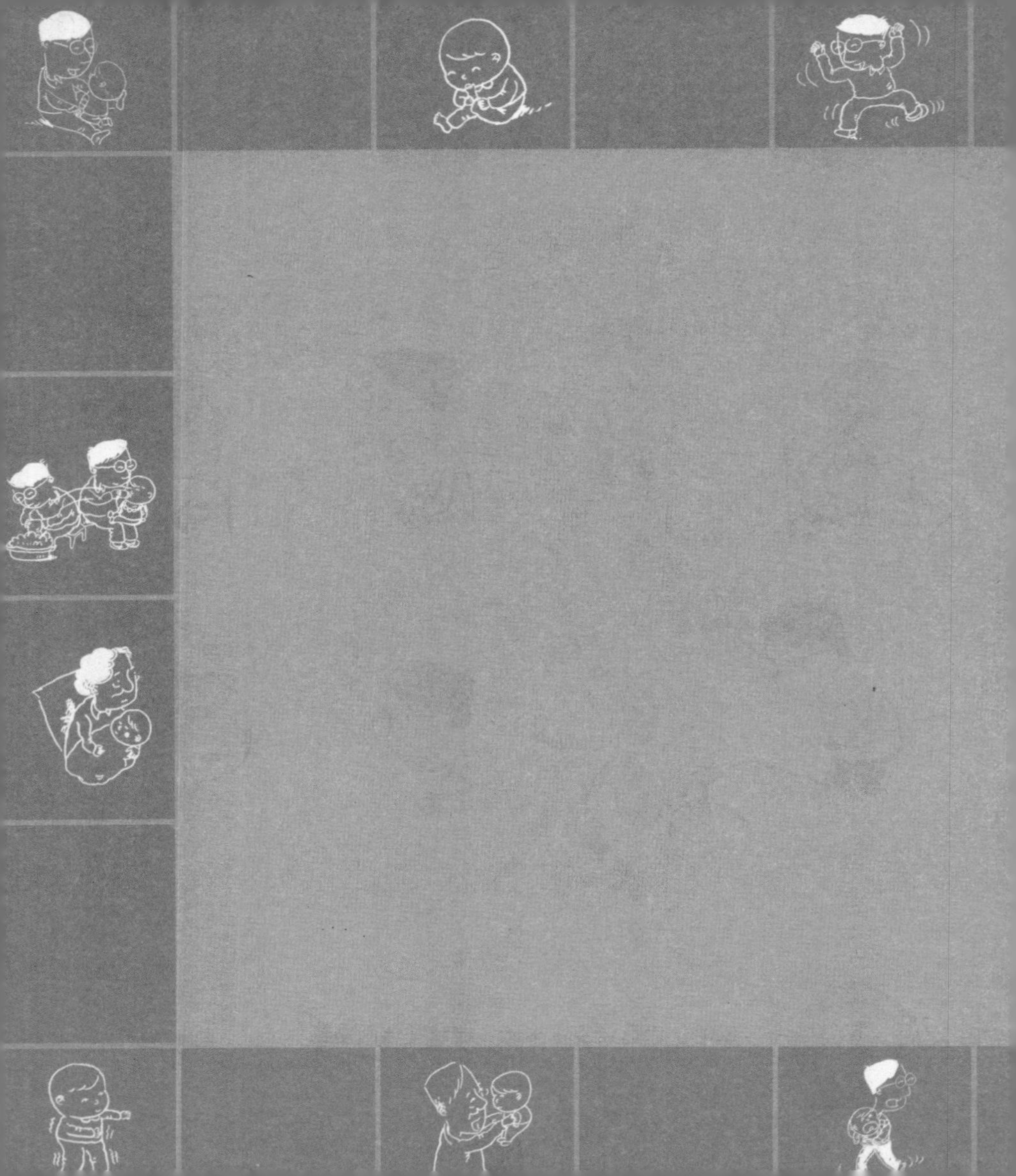

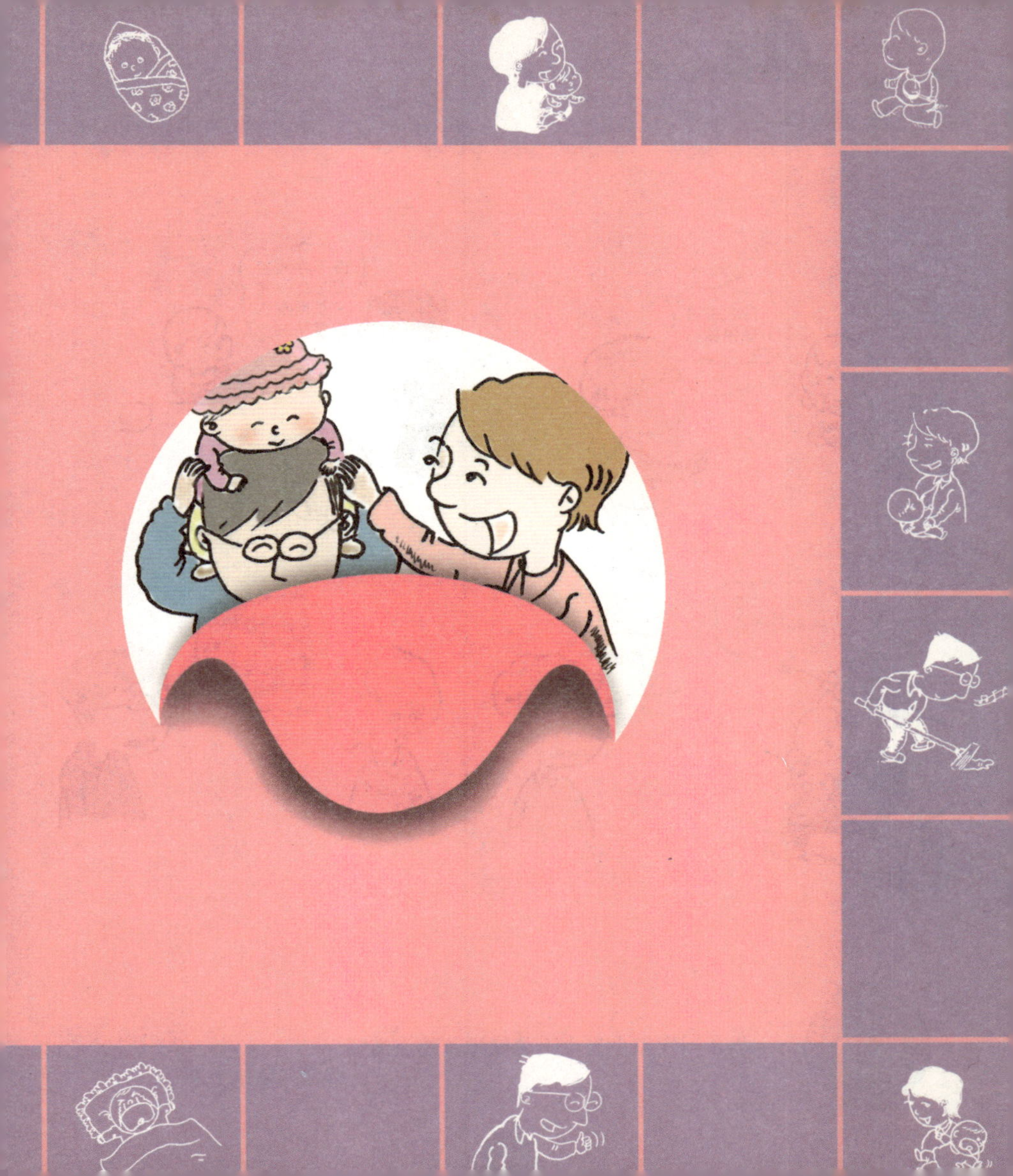

咬东西

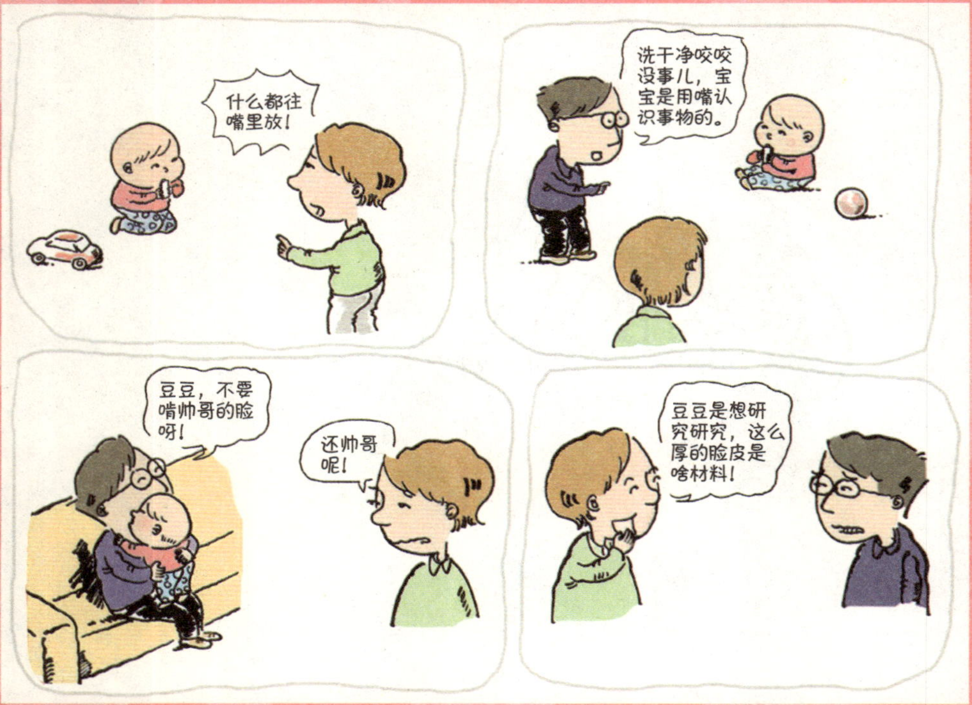
什么都往嘴里放！
洗干净咬咬没事儿，宝宝是用嘴认识事物的。
豆豆，不要啃帅哥的脸呀！
还帅哥呢！
豆豆是想研究研究，这么厚的脸皮是啥材料！

网友酷评

怪不得我家小米今天总往她爸脸上啃呢！

网友：陈小丸子

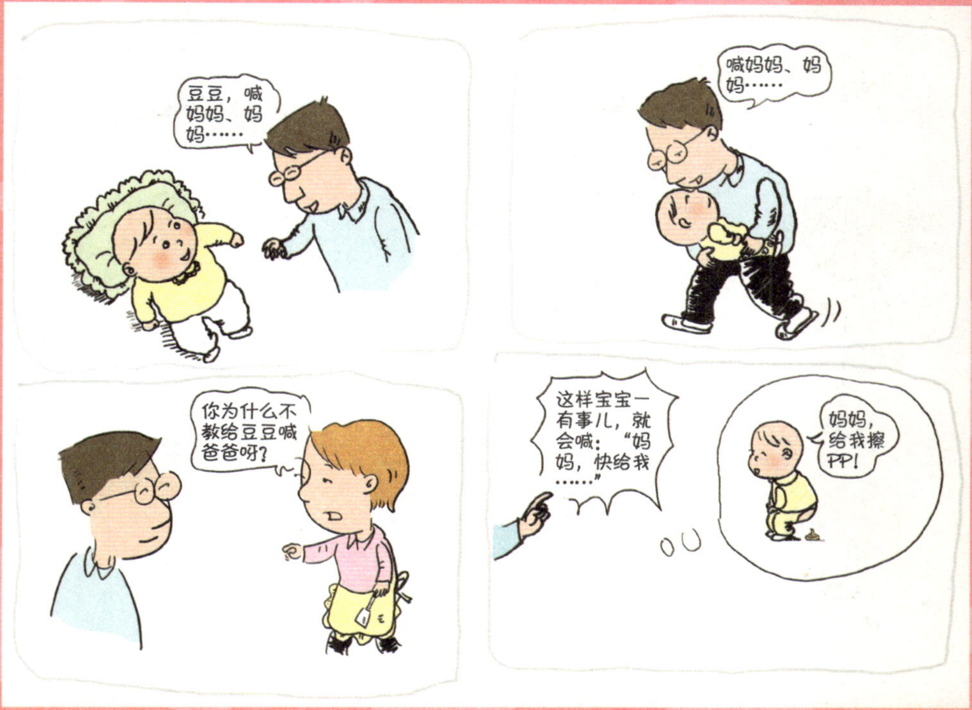
豆豆，喊妈妈、妈妈……
喊妈妈、妈妈……
你为什么不教给豆豆喊爸爸呀？
这样宝宝一有事儿，就会喊：“妈妈，快给我……”
妈妈，给我擦PP！

网友酷评

呵呵，爸爸不要忘了，宝宝还会说“亲亲妈妈”、“我爱妈妈”喔！

网友：yayama

有创意的名字

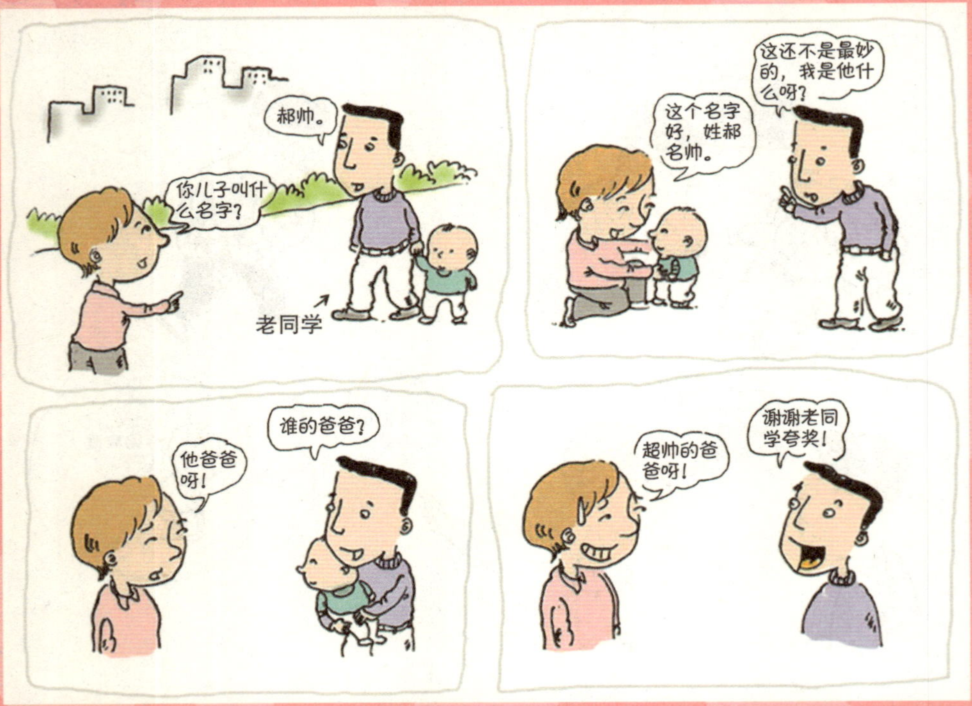
你儿子叫什么名字？
郝帅。
老同学
这个名字好，姓郝名帅。
这还不是最妙的，我是他什么呀？
他爸爸呀！
谁的爸爸？
超帅的爸爸呀！
谢谢老同学夸奖！

网友辣评

呵呵，叫郝亮，那妈妈就是“好靓的”妈妈啦。

网友：绿色蝴蝶

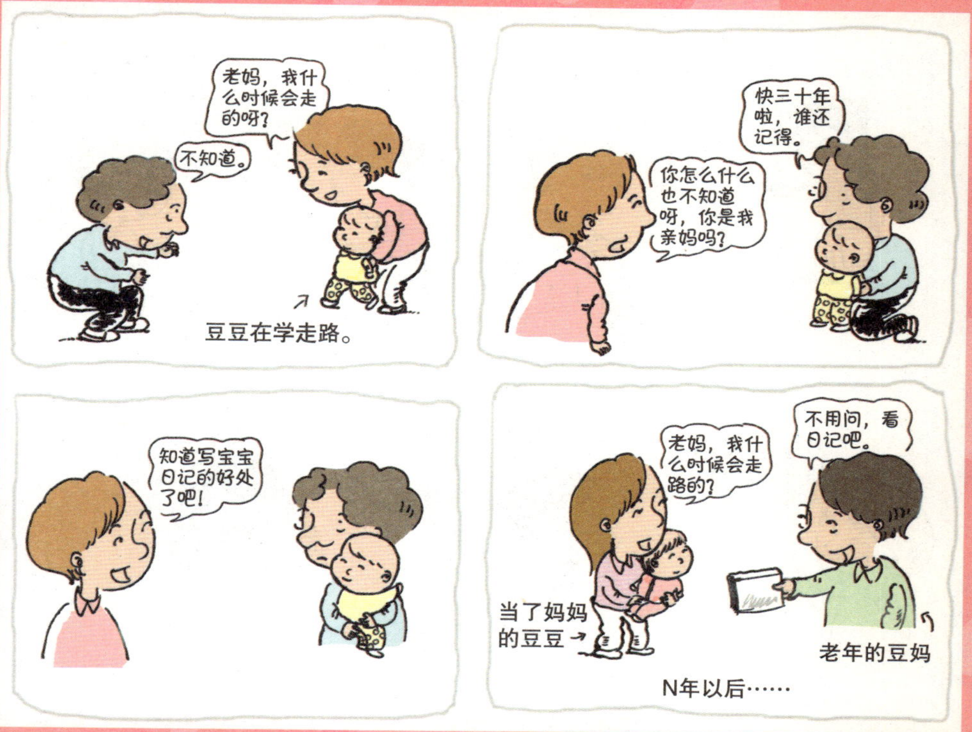
老妈，我什么时候会走的呀？
不知道。
豆豆在学走路。
快三十年啦，谁还记得。
你怎么什么也不知道呀，你是我亲妈吗？
知道写宝宝日记的好处了吧！
老妈，我什么时候会走路的？
不用问，看日记吧。
当了妈妈的豆豆
老年的豆妈
N年以后……

网友群评

是啊，妈妈们也可存一份美好回忆！

网友：oliple

小可爱

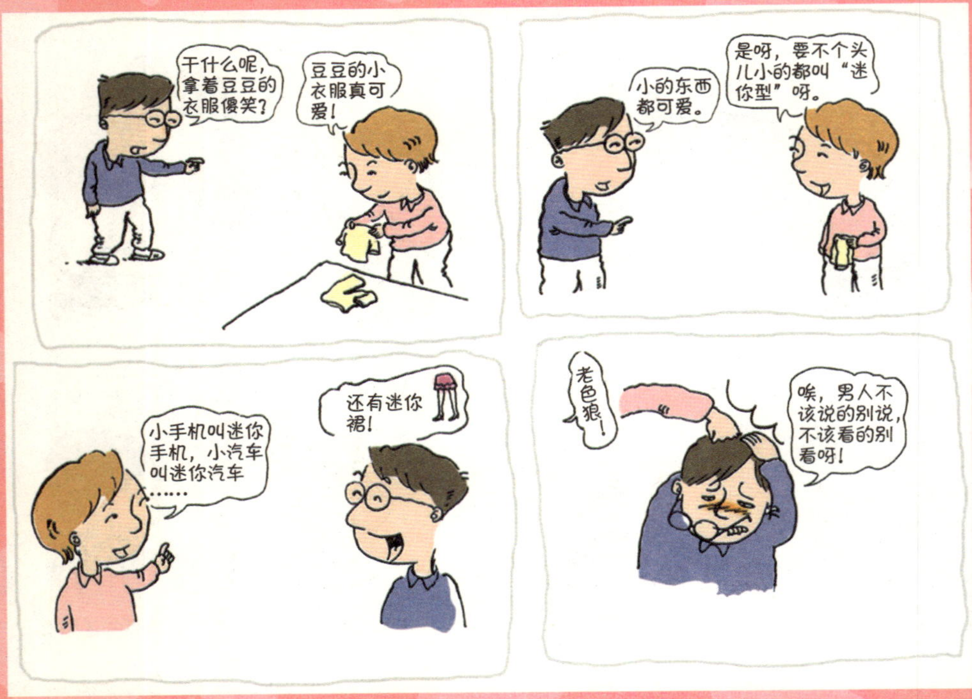
干什么呢，拿着豆豆的衣服傻笑？
豆豆的小衣服真可爱！
小的东西都可爱。
是呀，要不个头儿小的都叫“迷你型”呀。
小手机叫迷你手机，小汽车叫迷你汽车……
还有迷你裙！
老色狼！
唉，男人不该说的别说，不该看的别看呀！

网友酷评

小孩子可是都很可爱的，但不是每个穿迷你裙的都可爱！

网友：坤厚载物

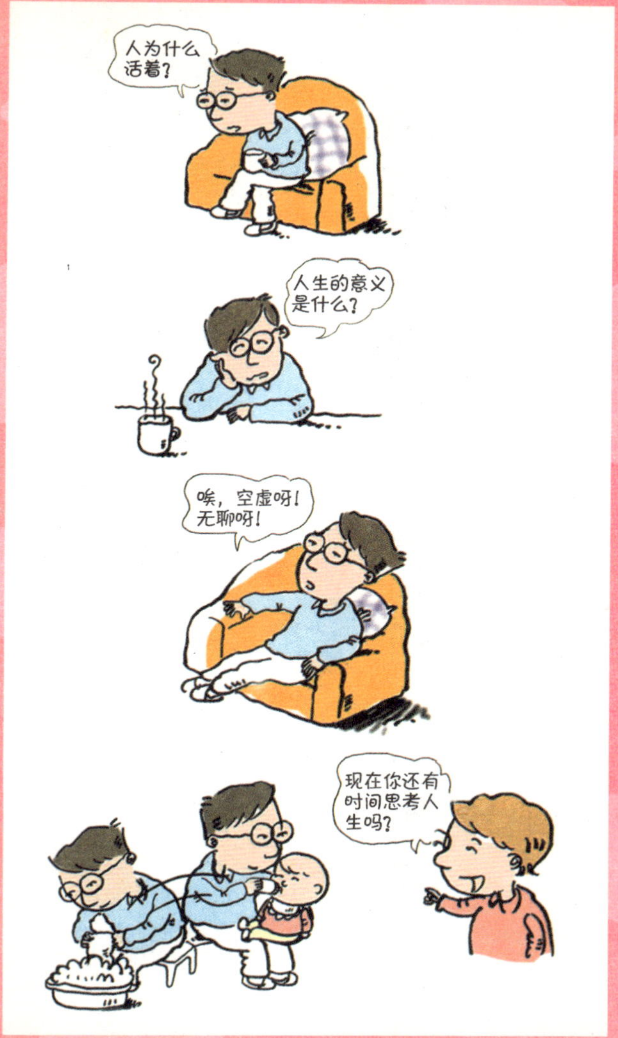
人为什么
活着？
人生的意义
是什么？
唉，空虚呀！
无聊呀！
现在你还有
时间思考人
生吗？

网友酷评

哈哈哈……豆爹应该感谢乖豆啊，让他的人生从此不再空虚而变得精彩！

网友：芍杭

空虚

网友评论

似乎我们永远都是矛盾的综合体，一方面希望她快点长大，另一方面又希望她就永远停留在那么纯真的简单幸福的童年里。

网友：雅妍

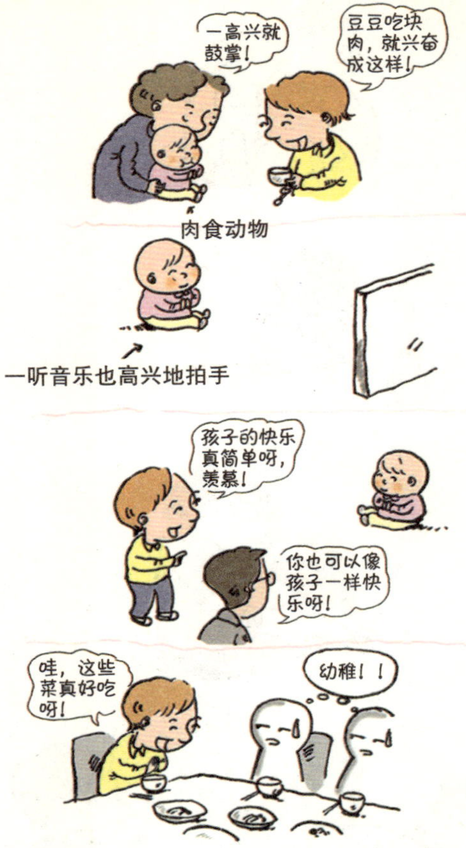
一高兴就鼓掌！
豆豆吃块肉，就兴奋成这样！
肉食动物
一听音乐也高兴地拍手
孩子的快乐真简单呀，羡慕！
你也可以像孩子一样快乐呀！
哇，这些菜真好吃呀！
幼稚！！

当你像孩子一样快乐时，周围的人会这样说你……
他们会时刻提醒你：你是个大人，千万不要孩子气。
所以，我故意活得像个大人！

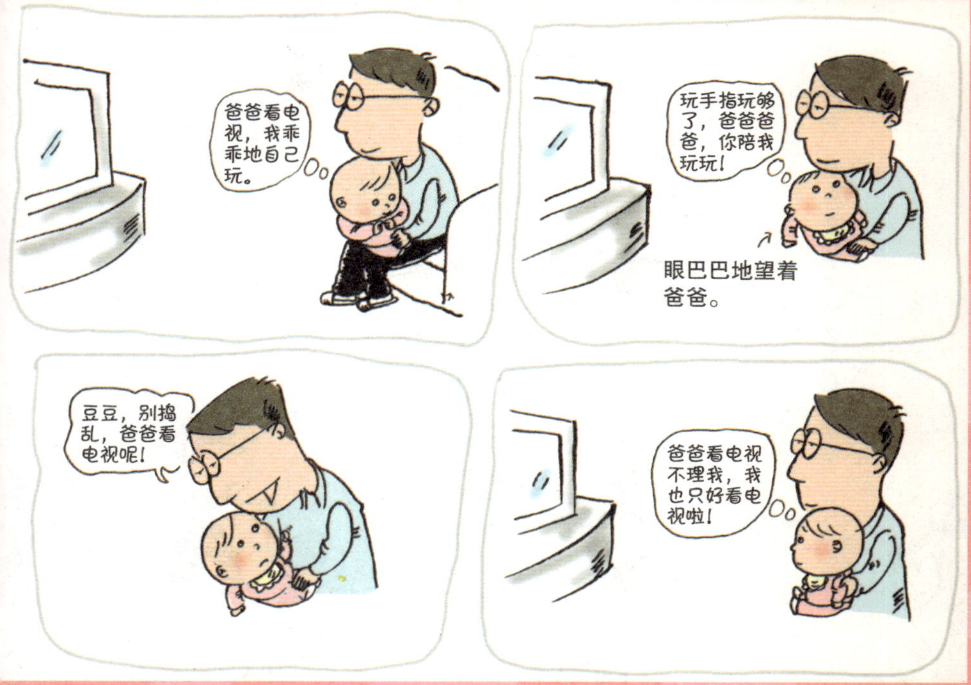
爸爸看电视，我乖乖地自己玩。
玩手指玩够了，爸爸爸爸，你陪我玩玩！
眼巴巴地望着爸爸。
豆豆，别捣乱，爸爸看电视呢！
爸爸看电视不理我，我也只好看电视啦！

网友酷评

哈哈~！~！~被逼的吗？？？

网友：希翼芮原之梦

网友酷评

无辜的豆豆

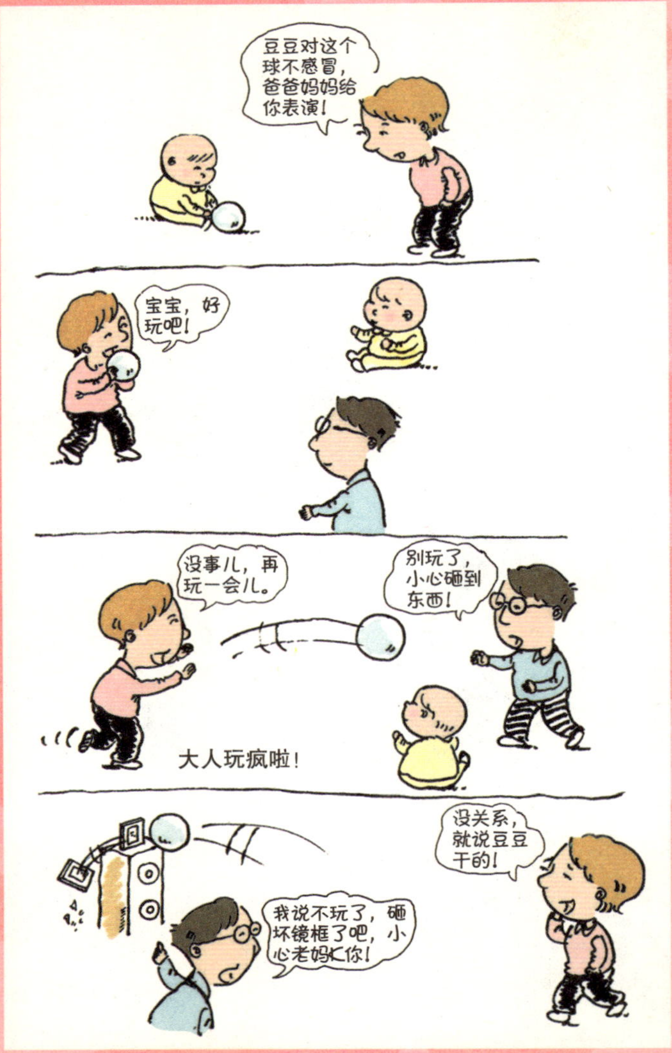
豆豆对这个球不感冒，爸爸妈妈给你表演！
宝宝，好玩吧！
没事儿，再玩一会儿。
别玩了，小心砸到东西！
大人玩疯啦！
没关系，就说豆豆干的！
我说不玩了，砸坏镜框了吧，小心老妈K你！

记录在案，等豆豆长大了给他看看，哈哈！

网友：cythia

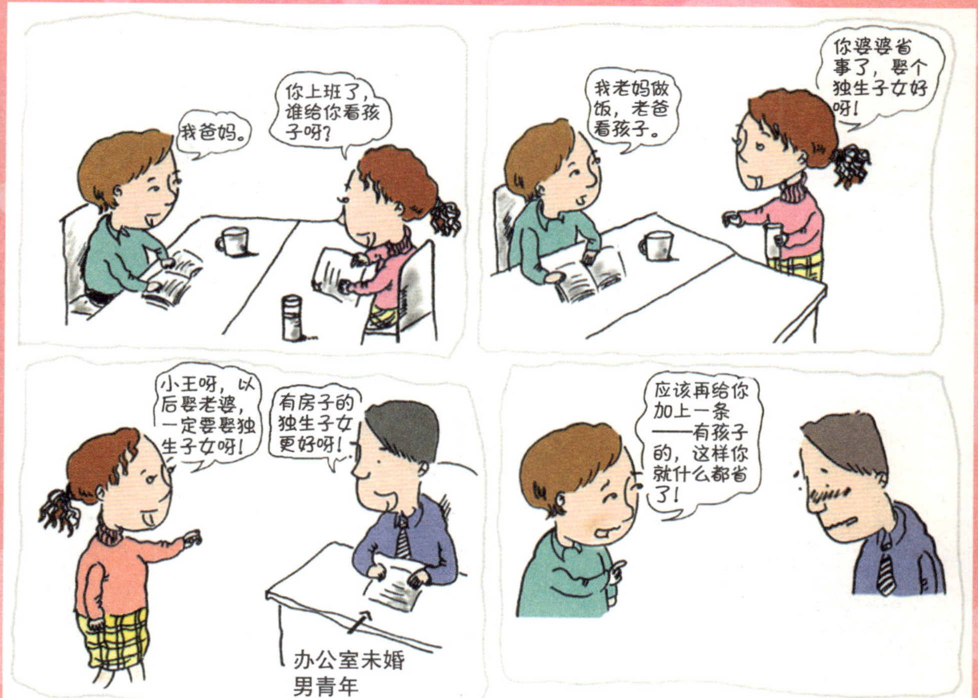

你上班了，谁给你看孩子呀？
我爸妈。
我老妈做饭，老爸看孩子。
你婆婆省事了，娶个独生子女好呀！
小王呀，以后娶老婆，一定要娶独生子女呀！
有房子的独生子女更好呀！
办公室未婚男青年
应该再给你加上一条——有孩子的，这样你就什么都省了！

网友群评

想想还真是这样，我也是独生子女，老爸老妈帮我带孩子，真是辛苦。看到最后一段想起《非诚勿扰》中葛优的一句台词："其他的可以是现成的，这个我还是要自己努力的。"哈！

网友：cheery

全家都能看的节目

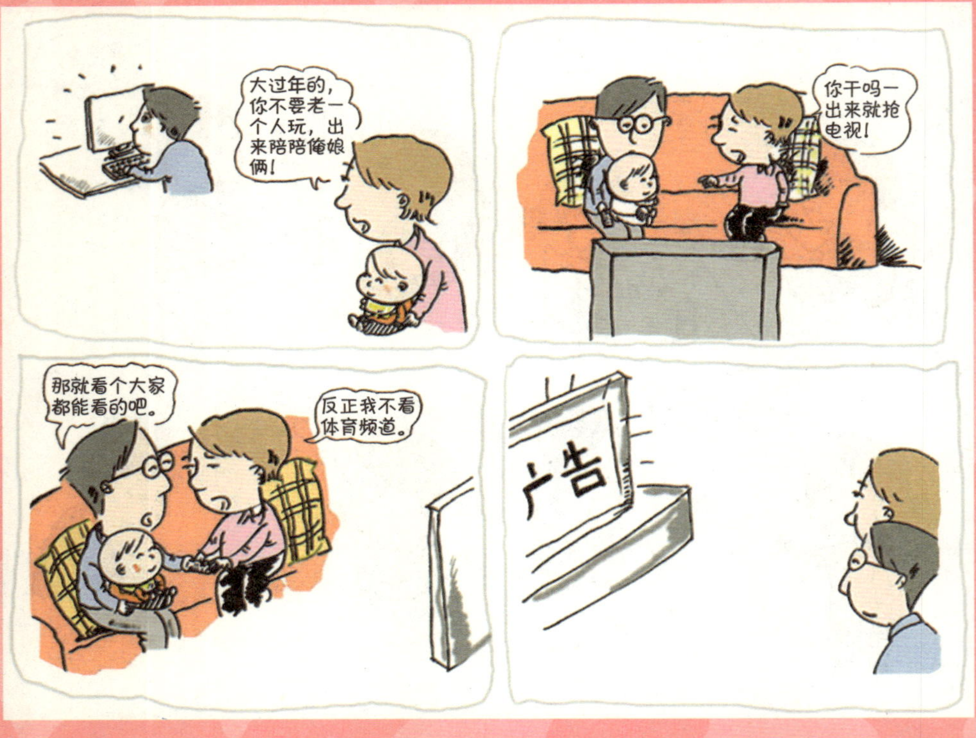
大过年的，你不要老一个人玩，出来陪陪俺娘俩！
你干吗一出来就抢电视！
那就看个大家都能看的吧。
反正我不看体育频道。
广告

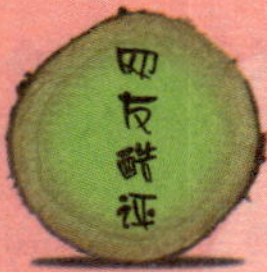
网友酷评

只有广告大家可以一起看，哈哈！这也太没默契了吧！

网友：单朵朵

全家上班

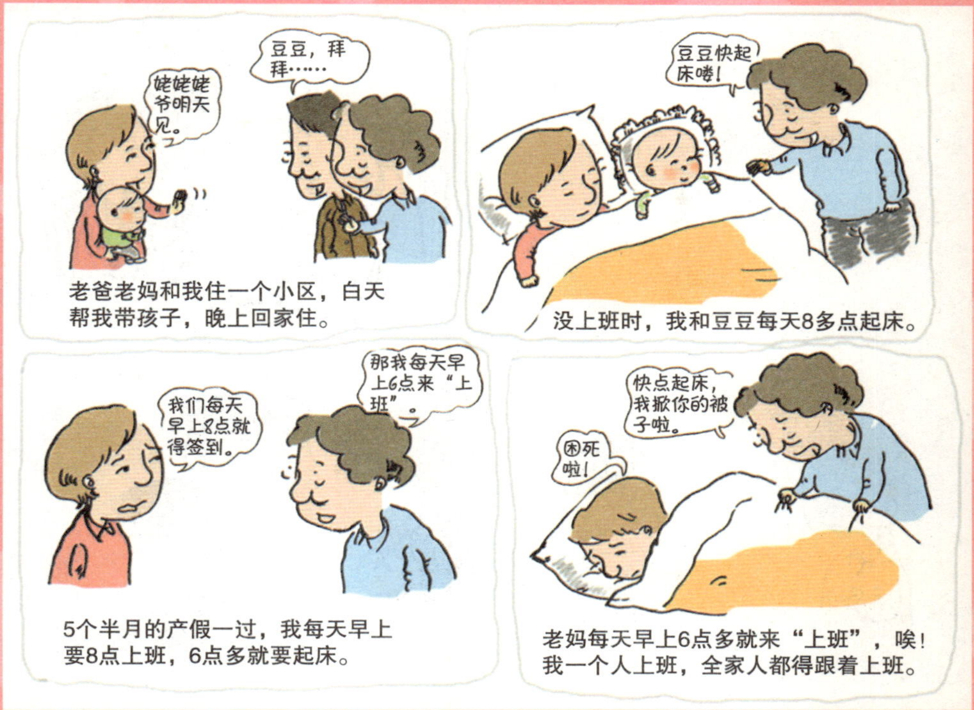

姥姥姥爷明天见。
豆豆，拜拜……
老爸老妈和我住一个小区，白天帮我带孩子，晚上回家住。
豆豆快起床喽！
没上班时，我和豆豆每天8多点起床。
我们每天早上8点就得签到。
那我每天早上6点来“上班”。
5个半月的产假一过，我每天早上要8点上班，6点多就要起床。
快点起床，我掀你的被子啦。
困死啦！
老妈每天早上6点多就来“上班”，唉！我一个人上班，全家人都得跟着上班。

网友评论

说的太对了，我父母也帮我带孩子，每天早上一家子都像上班一样忙乎！！

网友：言宝宝

神奇的奶牛

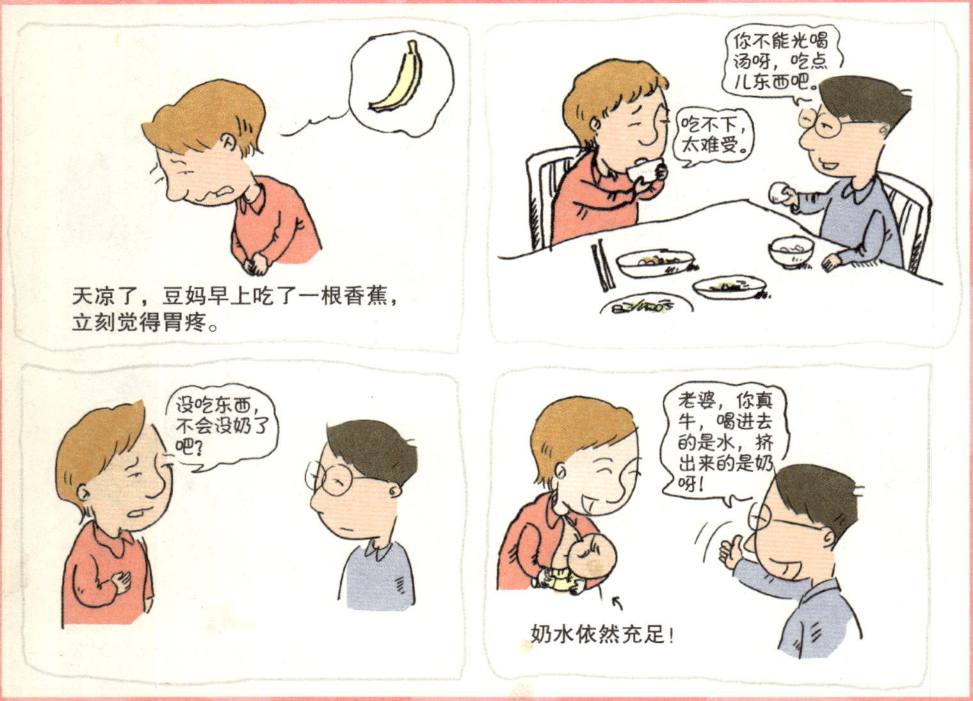
天凉了，豆妈早上吃了一根香蕉，立刻觉得胃疼。
你不能光喝汤呀，吃点儿东西吧。
吃不下，太难受。
没吃东西，不会没奶了吧？
老婆，你真牛，喝进去的是水，挤出来的是奶呀！
奶水依然充足！

网友酷评

呵呵，母亲伟大也奇妙！

网友：小粥粥

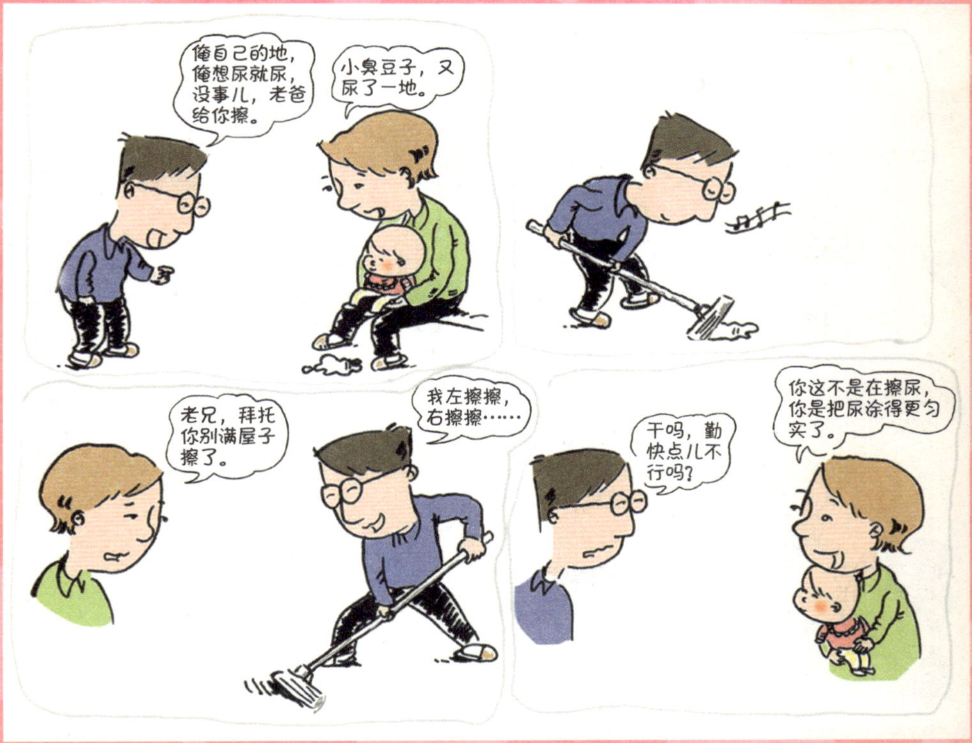
小臭豆子，又尿了一地。
俺自己的地，俺想尿就尿，没事儿，老爸给你擦。
老兄，拜托你别满屋子擦了。
我左擦擦，右擦擦……
干吗，勤快点儿不行吗？
你这不是在擦尿，你是把尿涂得更匀实了。

网友酷评

哈哈，超级小豆臭臭牌地板清洁剂~~上光、上色、保养一步完成~

网友：小顺妈

宝宝爱撕纸

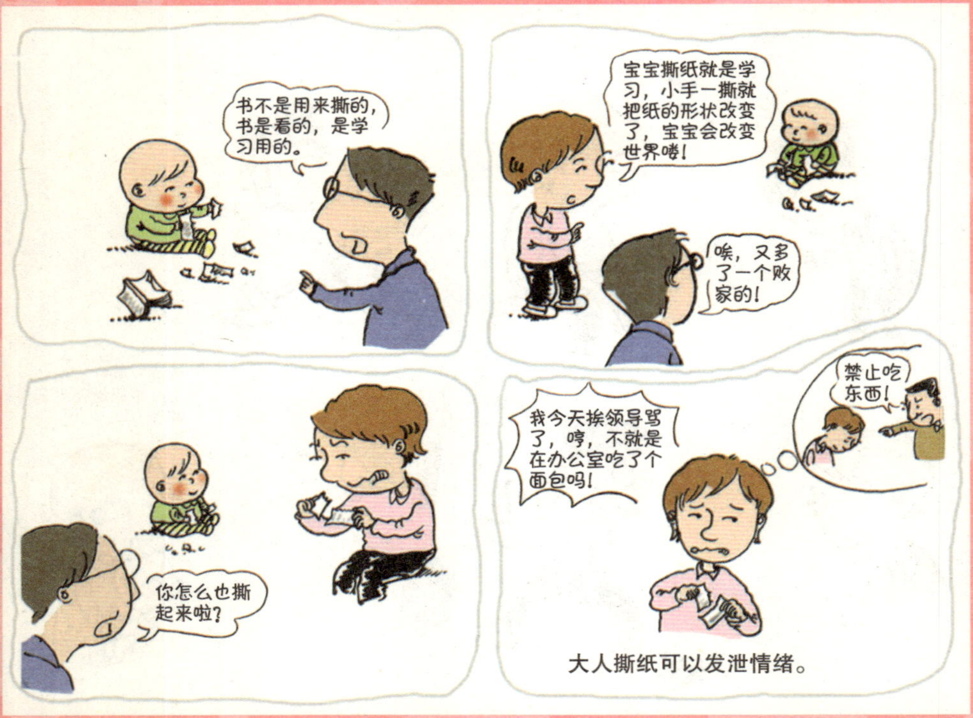
书不是用来撕的，书是看的，是学习用的。
宝宝撕纸就是学习，小手一撕就把纸的形状改变了，宝宝会改变世界喽！
唉，又多了一个败家的！
你怎么也撕起来啦？
我今天挨领导骂了，哼，不就是在办公室吃了个面包吗！
禁止吃东西！
大人撕纸可以发泄情绪。

网友群评

让宝宝多撕纸吧，可以锻炼手指的活动能力，医生说的。

网友：坤厚载物

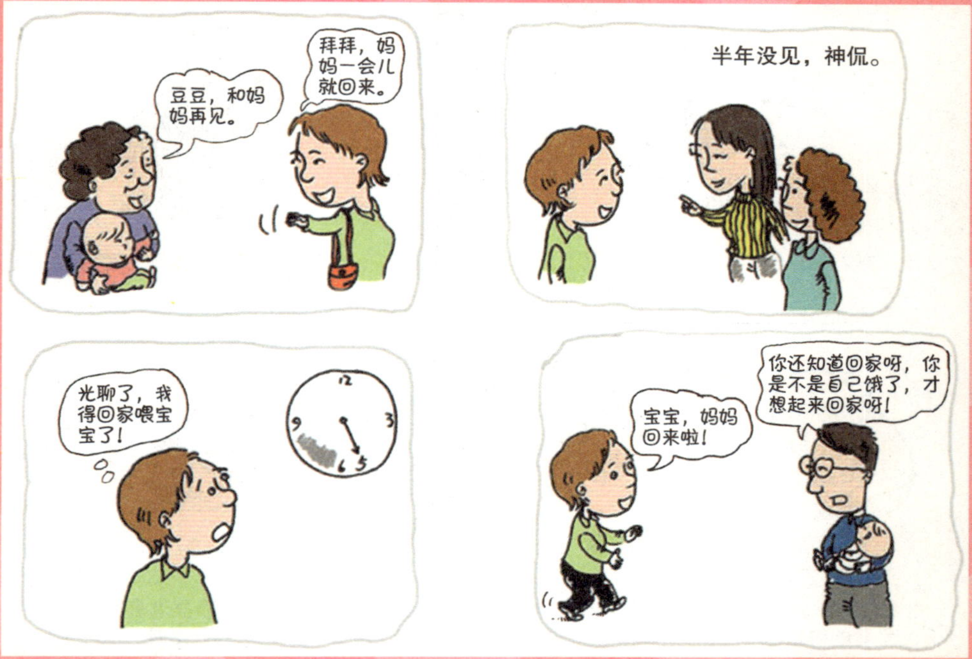
豆豆，和妈妈再见。
拜拜，妈妈一会儿就回来。
半年没见，神侃。
光聊了，我得回家喂宝宝了！
宝宝，妈妈回来啦！
你还知道回家呀，你是不是自己饿了，才想起来回家呀！

网友群评

我第一天上班也是这样滴……

网友：爱彤心语

长牙前的表现

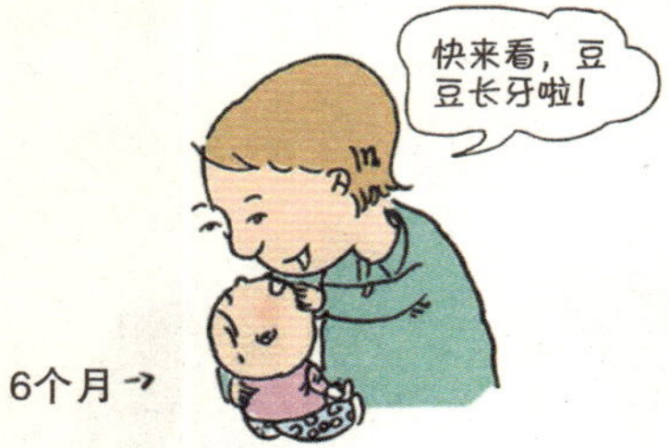
快来看，豆豆长牙啦！
6个月→

晚上抱着豆豆玩的时候，发现豆豆下牙上长出了小牙，虽然只有一点点，但我还是很兴奋呦。

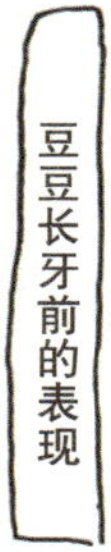
豆豆长牙前的表现

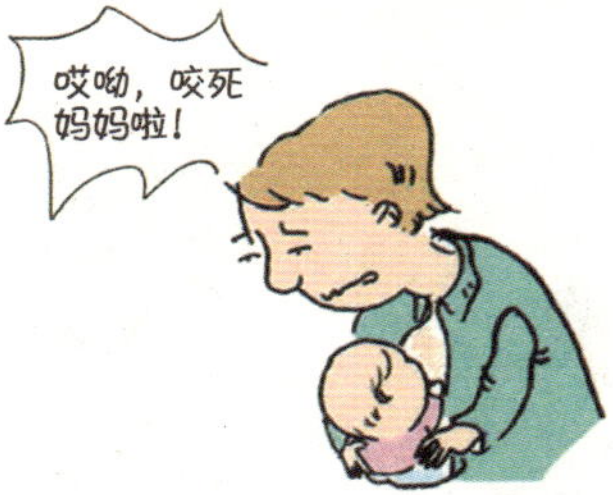
哎呦，咬死妈妈啦！

1.特爱咬东西，什么都往嘴里送，吃奶时咬奶头。

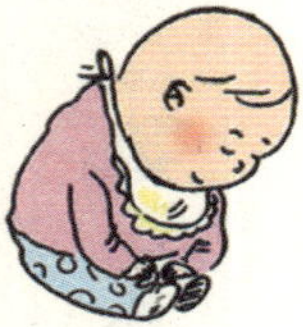

2.狂流口水，尤其是坐着的时候。

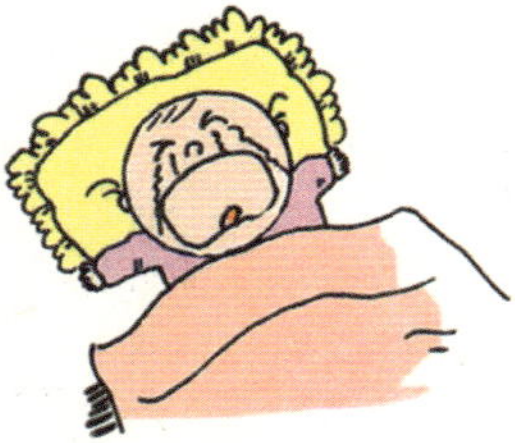

3.晚上睡不踏实，一醒就哇哇大叫。

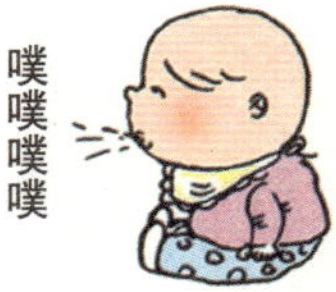
噗噗噗噗

4.最近半个月，豆豆老是撅着小嘴噗噗地吹，老妈说这是“吹牙”。

网友酷评

只听说吹牛，原来牙也是靠吹的哟！恭喜哟！

网友：summersun

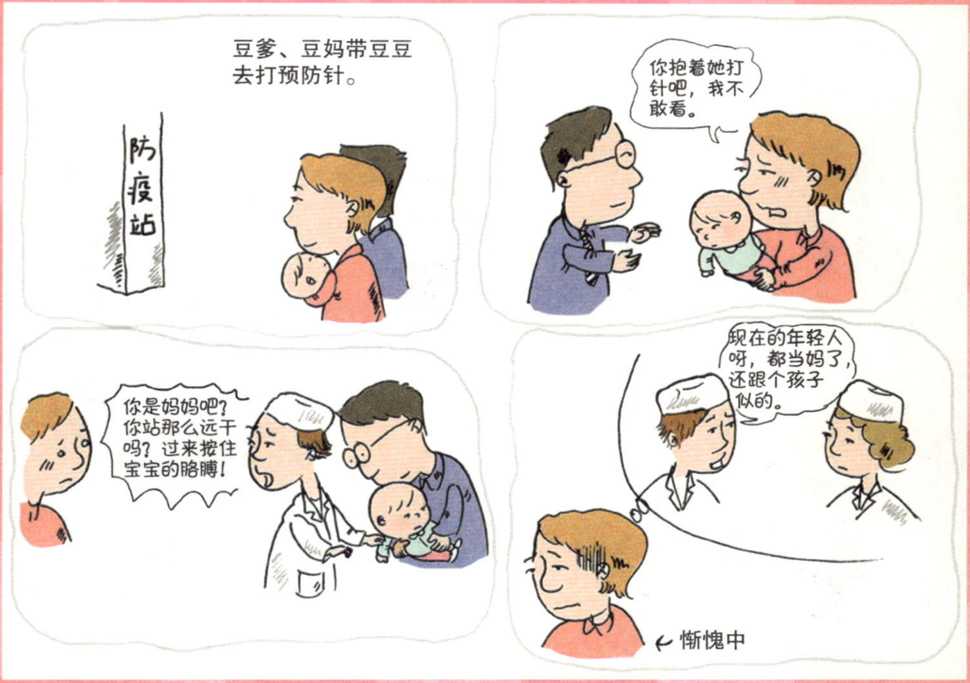
豆爹、豆妈带豆豆去打预防针。
防疫站
你抱着她打针吧，我不敢看。
你是妈妈吧？你站那么远干吗？过来按住宝宝的胳膊！
现在的年轻人呀，都当妈了，还跟个孩子似的。
←惭愧中

网友酷评

不是害怕，是做妈妈的都不忍心看孩子打针时哭的样子~~

网友：kikiijoy

不能减肥

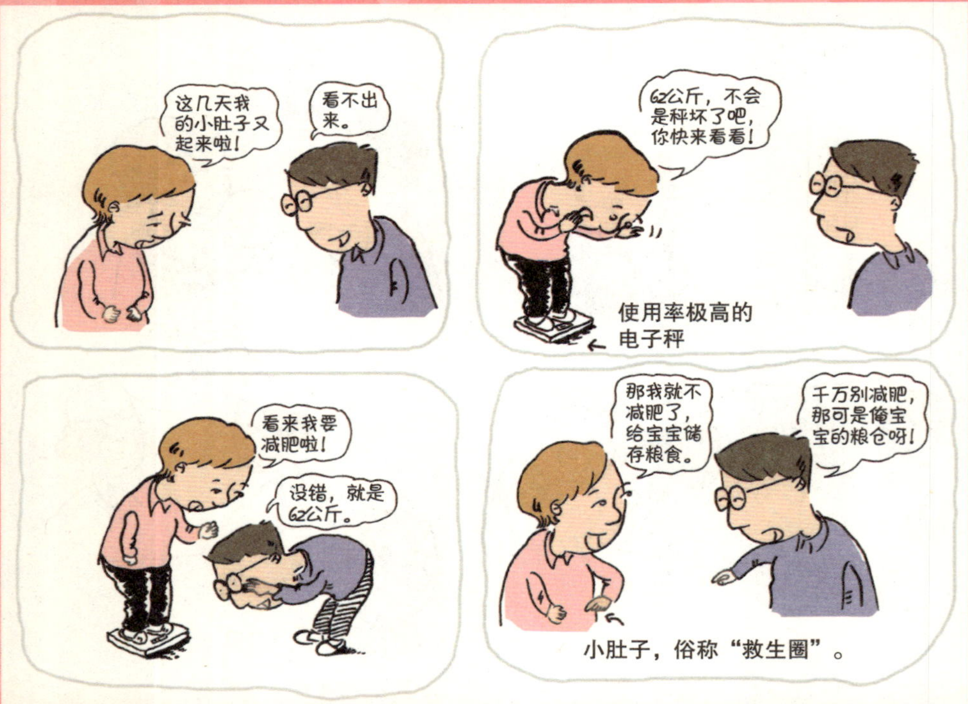
这几天我的小肚子又起来啦！
看不出来。
62公斤，不会是秤坏了吧，你快来看看！
使用率极高的电子秤
看来我要减肥啦！
没错，就是62公斤。
那我就不减肥了，给宝宝储存粮食。
千万别减肥，那可是俺宝宝的粮仓呀！
小肚子，俗称“救生圈”。

网友群评

呵，我们家那位也这样，只要不饿着宝宝，我胖成什么样都没关系……

网友：彻夜

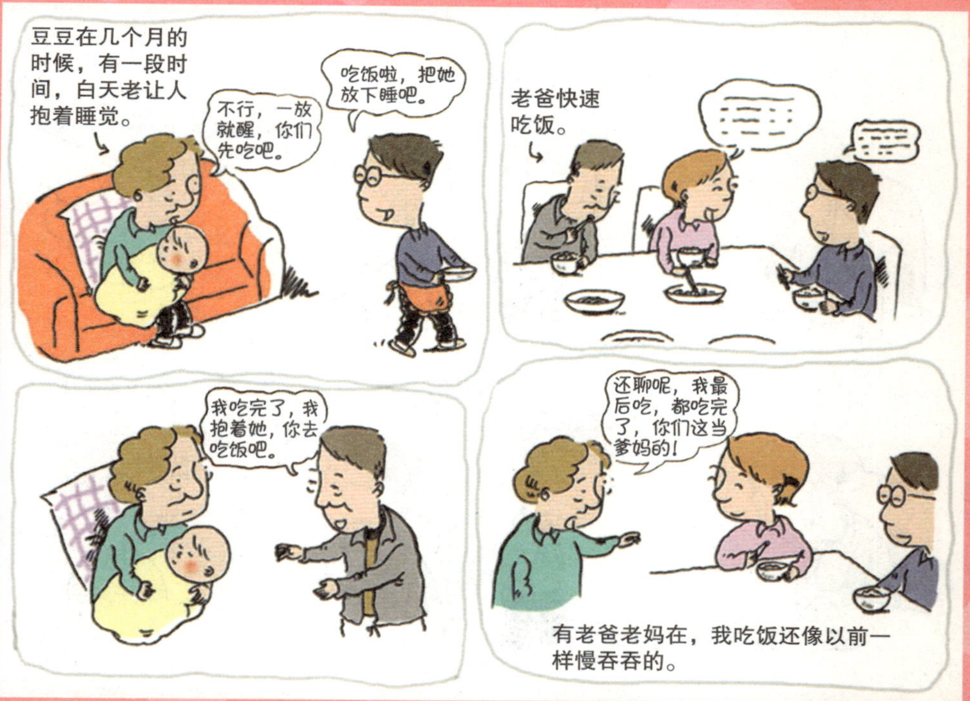

豆豆在几个月的时候，有一段时间，白天老让人抱着睡觉。
不行，一放就醒，你们先吃吧。
吃饭啦，把她放下睡吧。
老爸快速吃饭。
我吃完了，我抱着她，你去吃饭吧。
还聊呢，我最后吃，都吃完了，你们这当爹妈的！
有老爸老妈在，我吃饭还像以前一样慢吞吞的。

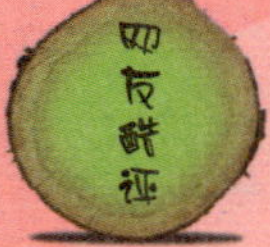

网友群评

你家的情况怎么和我家一模一样啊？哎，当妈了，在自己的爸妈面前还是孩子哦！

网友：小美女朵朵

宝宝吃剩的药

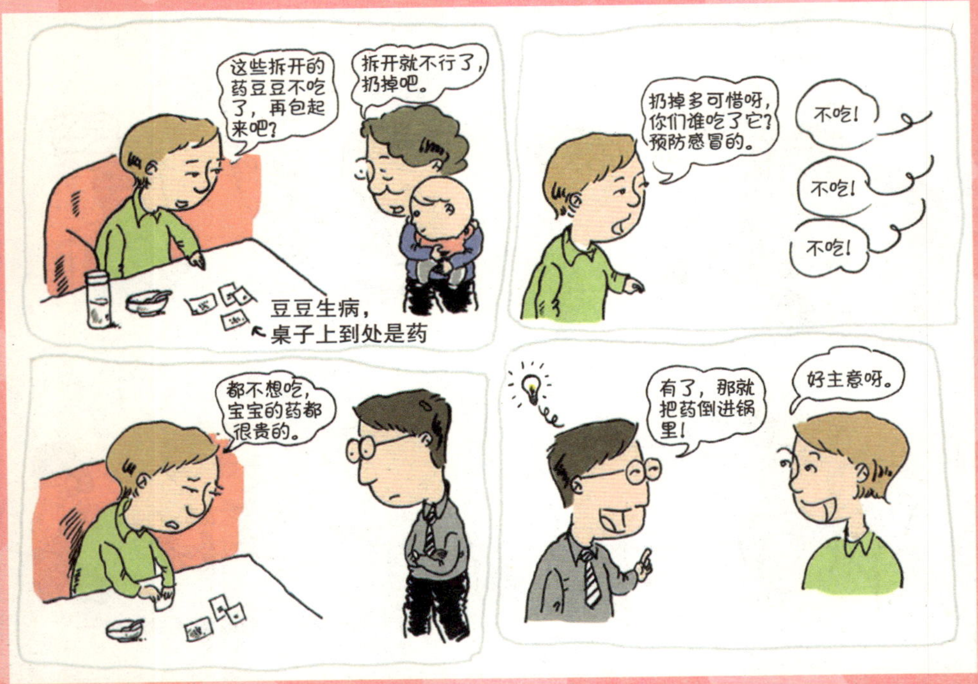
这些拆开的药豆豆不吃了，再包起来吧？
拆开就不行了，扔掉吧。
豆豆生病，桌子上到处是药
扔掉多可惜呀，你们谁吃了它？预防感冒的。
不吃！
不吃！
不吃！
都不想吃，宝宝的药都很贵的。
有了，那就把药倒进锅里！
好主意呀。

网友酷评

哈哈～你们两口子偷偷给全家下药啊！！

网友：杏仁豆腐

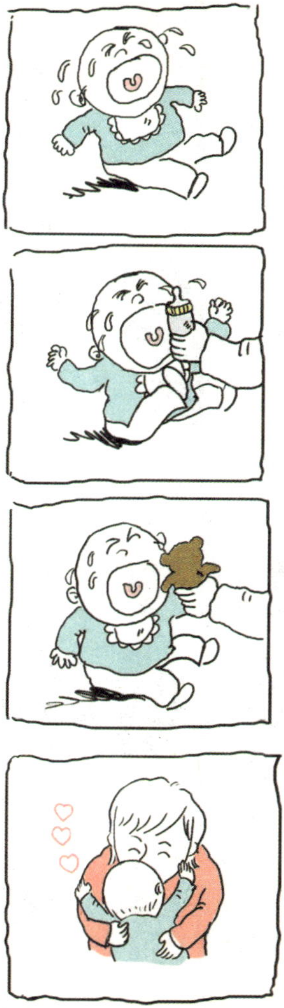

网友酷评

来自父母的爱和关心才是孩子最需要的呀！

网友：Alexandramom

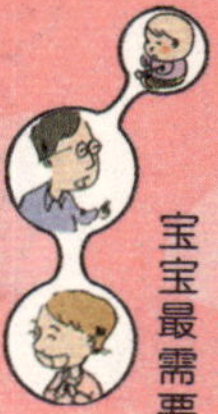

暴力环境中成长的孩子

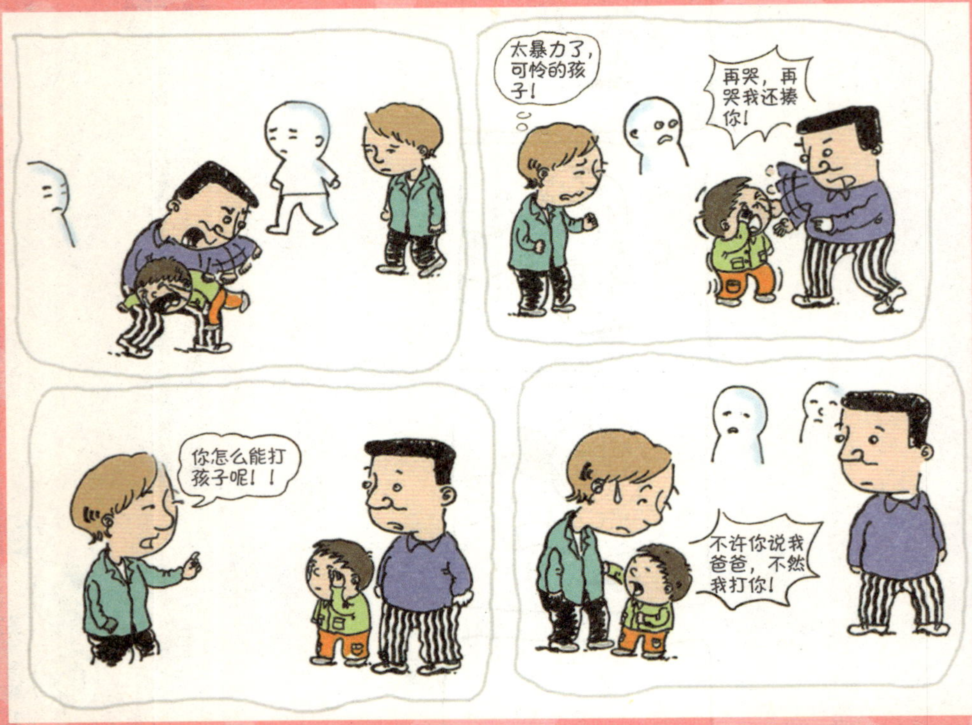
太暴力了，可怜的孩子！
再哭，再哭我还揍你！
你怎么能打孩子呢！！
不许你说我爸爸，不然我打你！

网友群评

这孩子，用同样的方式来护他爹，跟着汗一个……

网友：Xinermum

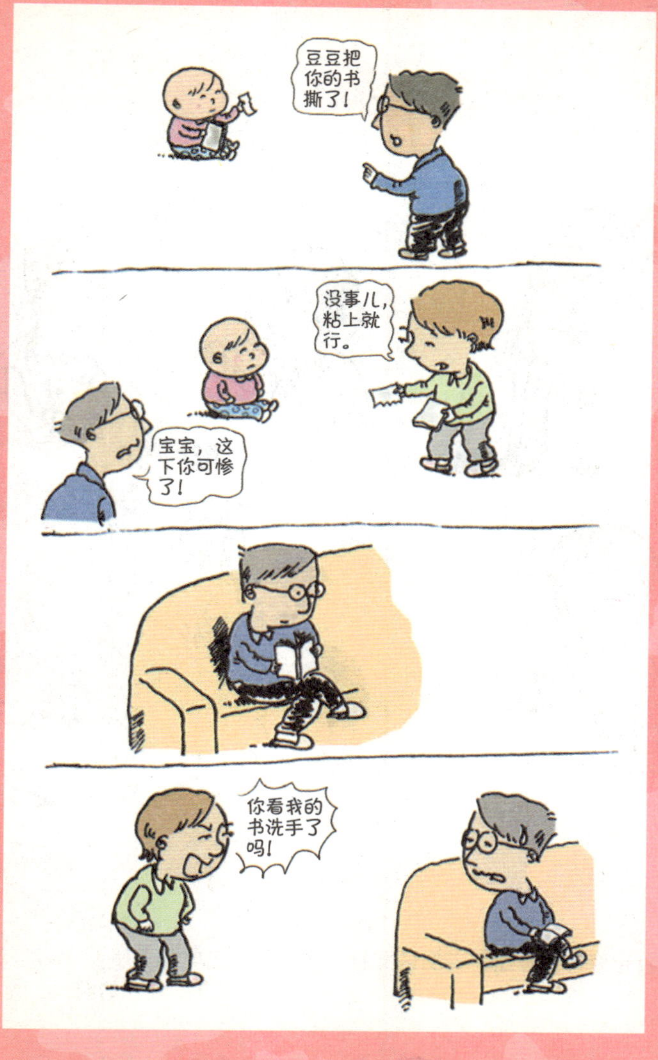
豆豆把你的书撕了！
没事儿，粘上就行。
宝宝，这下你可惨了！
你看我的书洗手了吗！

网友群评

也替豆爹呐喊吧：「已经淋浴过，斋戒过了，老婆大人。」哈哈。

网友：泰一妈妈

馋嘴豆妈

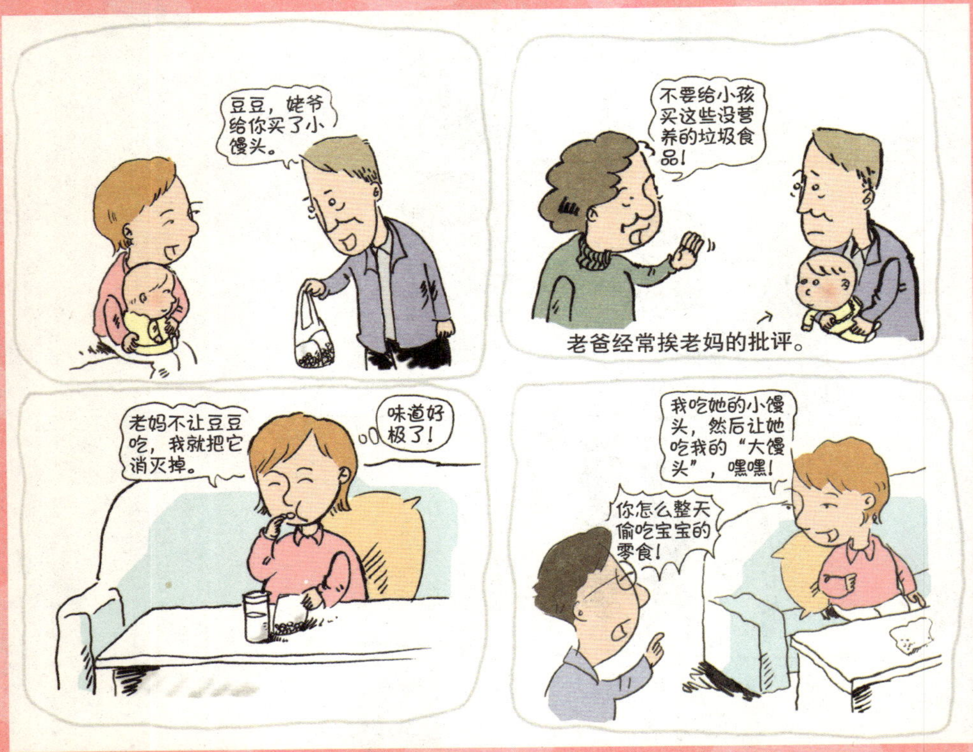
豆豆，姥爷给你买了小馒头。
不要给小孩买这些没营养的垃圾食品！
老爸经常挨老妈的批评。
老妈不让豆豆吃，我就把它消灭掉。
味道好极了！
我吃她的小馒头，然后让她吃我的“大馒头”，嘿嘿！
你怎么整天偷吃宝宝的零食！

网友评评

我也经常吃掉给尧尧买的零食，还远远比她吃得多呢。

网友：会飞的树

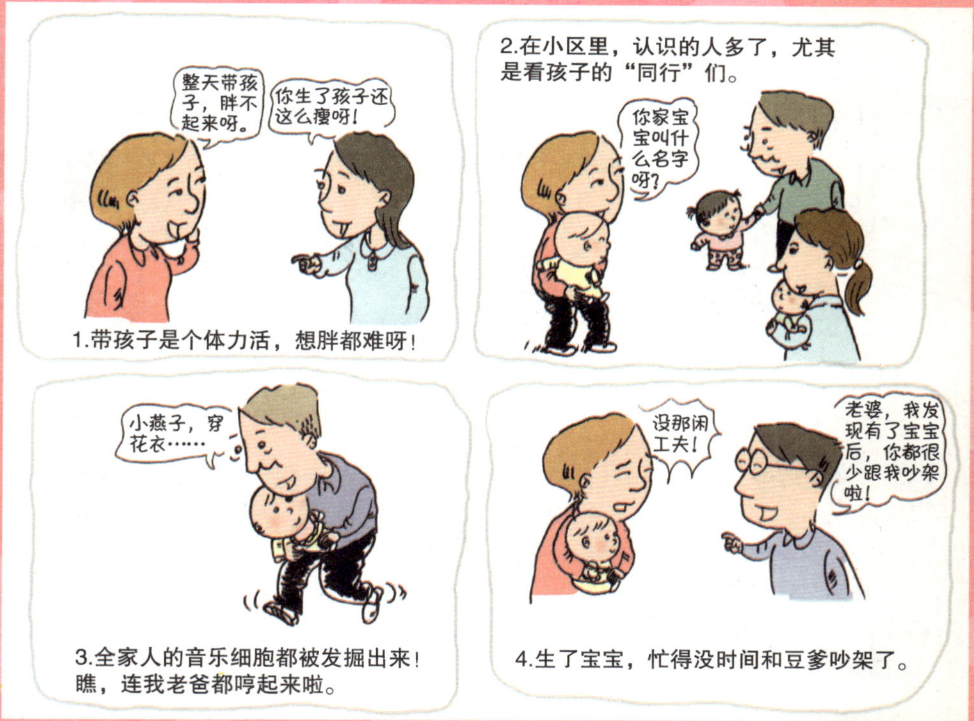
整天带孩子，胖不起来呀。
你生了孩子还这么瘦呀！
1.带孩子是个体力活，想胖都难呀！
2.在小区里，认识的人多了，尤其是看孩子的“同行”们。
你家宝宝叫什么名字呀？
小燕子，穿花衣……
3.全家人的音乐细胞都被发掘出来！瞧，连我老爸都哼起来啦。
没那闲工夫！
老婆，我发现有了宝宝后，你都很少跟我吵架啦！
4.生了宝宝，忙得没时间和豆爹吵架了。

网友群评

别说吵架了，自从怀上宝宝到现在我和他爸连抱都没抱过~~~

网友：仲阳

物尽其用

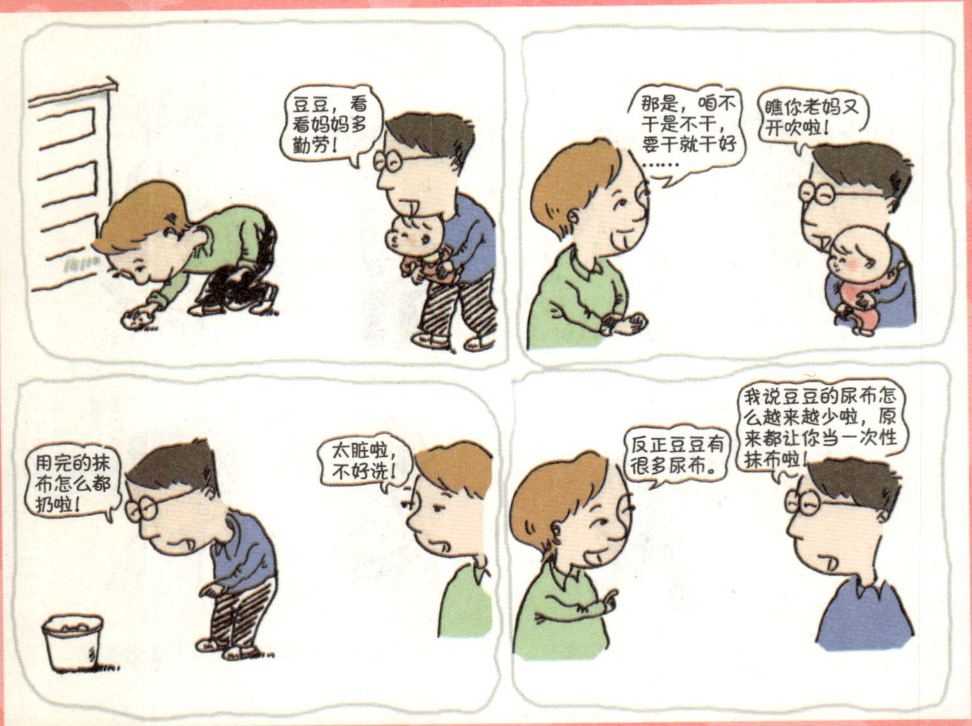
豆豆，看看妈妈多勤劳！
那是，咱不干是不干，要干就干好……
瞧你老妈又开吹啦！
用完的抹布怎么都扔啦！
太脏啦，不好洗！
反正豆豆有很多尿布。
我说豆豆的尿布怎么越来越少啦，原来都让你当一次性抹布啦！

网友酷评

好是好,就是最好别用来擦餐桌哈。

网友：戏里戏外

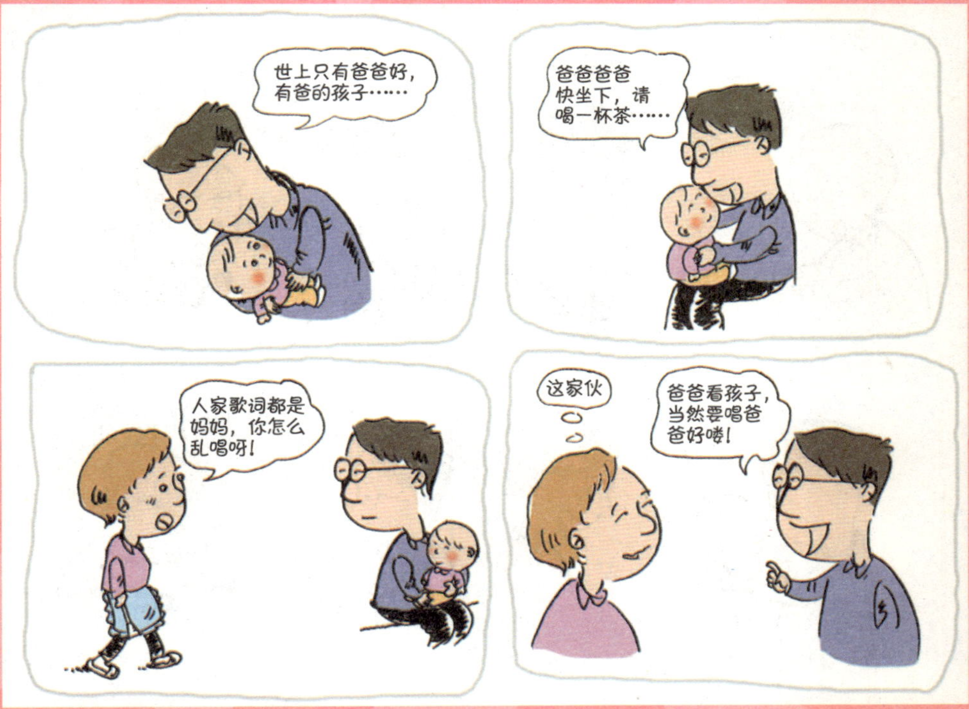
世上只有爸爸好，有爸的孩子……
爸爸爸爸快坐下，请喝一杯茶……
人家歌词都是妈妈，你怎么乱唱呀！
这家伙
爸爸看孩子，当然要唱爸爸好喽！

网友酷评

对对对，我家子恒外婆也是，凡是唱到妈妈的，通通改成“外婆”！

网友：吉祥天

豆爹吃醋了

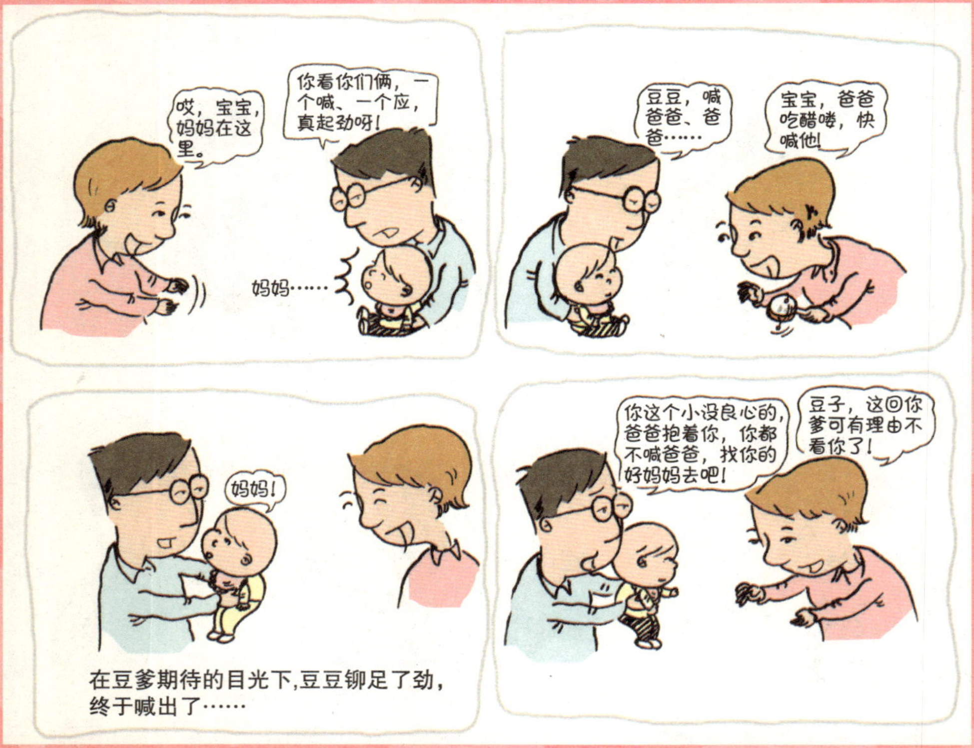
哎，宝宝，妈妈在这里。
你看你们俩，一个喊、一个应，真起劲呀！
妈妈……
豆豆，喊爸爸、爸爸……
宝宝，爸爸吃醋喽，快喊他！
妈妈！
在豆爹期待的目光下，豆豆铆足了劲，终于喊出了……
你这个小没良心的，爸爸抱着你，你都不喊爸爸，找你的好妈妈去吧！
豆子，这回你爹可有理由不看你了！

网友酷评

豆豆，继续叫妈妈，让爸爸吃醋去吧，哈哈。

网友：风吹时乱走

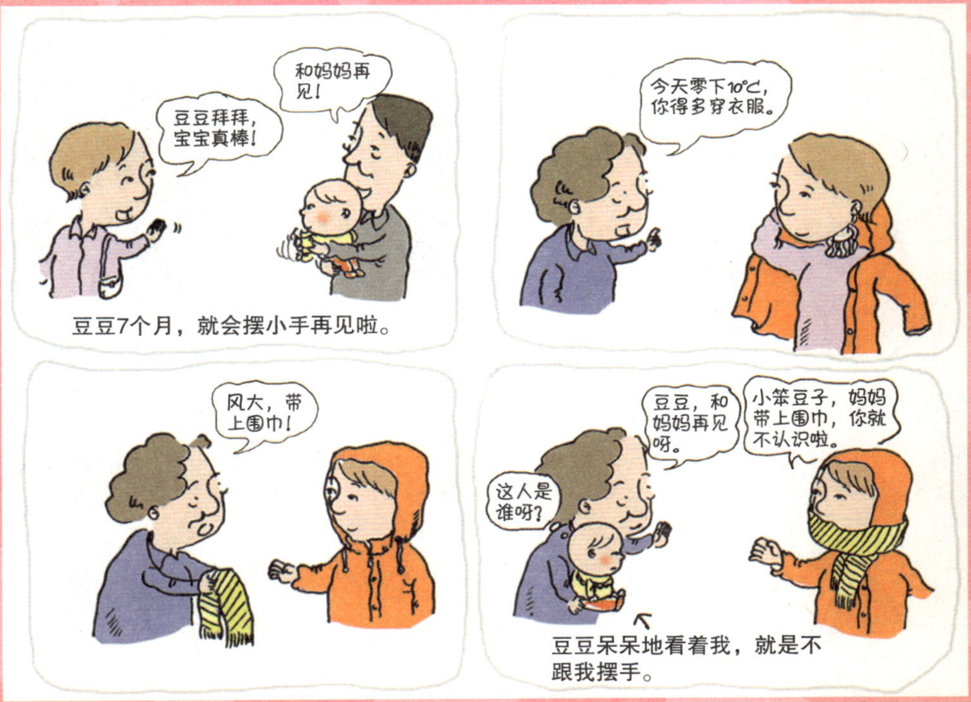
豆豆拜拜，宝宝真棒！
和妈妈再见！
豆豆7个月，就会摆小手再见啦。
今天零下10℃，你得多穿衣服。
风大，带上围巾！
豆豆，和妈妈再见呀。
小笨豆子，妈妈带上围巾，你就不认识啦。
这人是谁呀？
豆豆呆呆地看着我，就是不跟我摆手。

网友群评

呵呵，可不是吗？我上次烫完头发回来，晴晴看了我好半天才认出是妈妈。

网友：雅晴宝宝

豆豆的性格

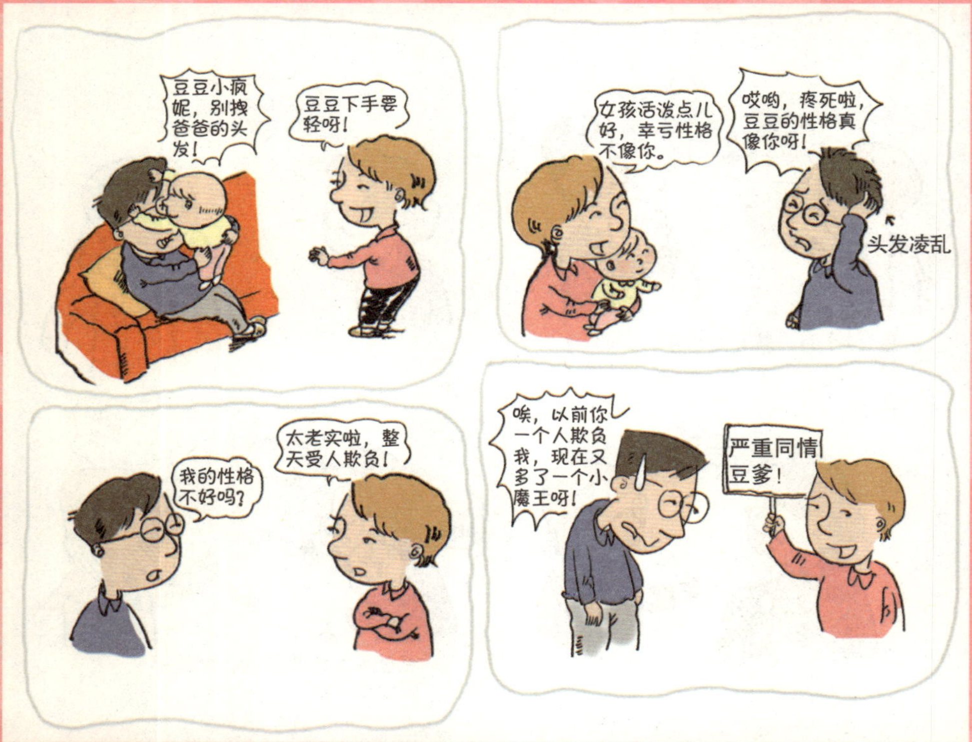
豆豆小疯妮，别拽爸爸的头发！
豆豆下手要轻呀！
女孩活泼点儿好，幸亏性格不像你。
哎哟，疼死啦，豆豆的性格真像你呀！
头发凌乱
我的性格不好吗？
太老实啦，整天受人欺负！
唉，以前你一个人欺负我，现在又多了一个小魔王呀！
严重同情豆爹！

网友群评

我老公就理了寸发，女儿坐在肩上玩时她就拔不了头发啦。

网友：鱼苗宝宝

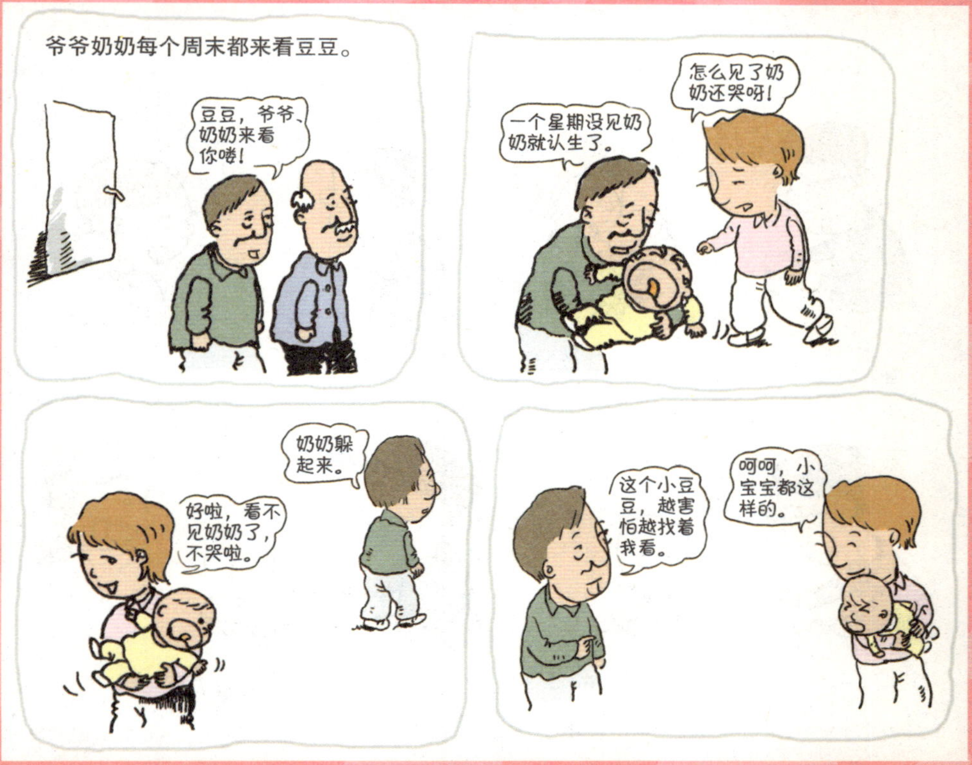
爷爷奶奶每个周末都来看豆豆。
豆豆，爷爷、奶奶来看你喽！
怎么见了奶奶还哭呀！
一个星期没见奶奶就认生了。
奶奶躲起来。
好啦，看不见奶奶了，不哭啦。
呵呵，小宝宝都这样的。
这个小豆豆，越害怕越找着我看。

网友评论

我家有米就是这样，看到不常来的爷爷奶奶也是大哭，而且越怕越要瞧，越瞧越哭。

网友：有米妈妈

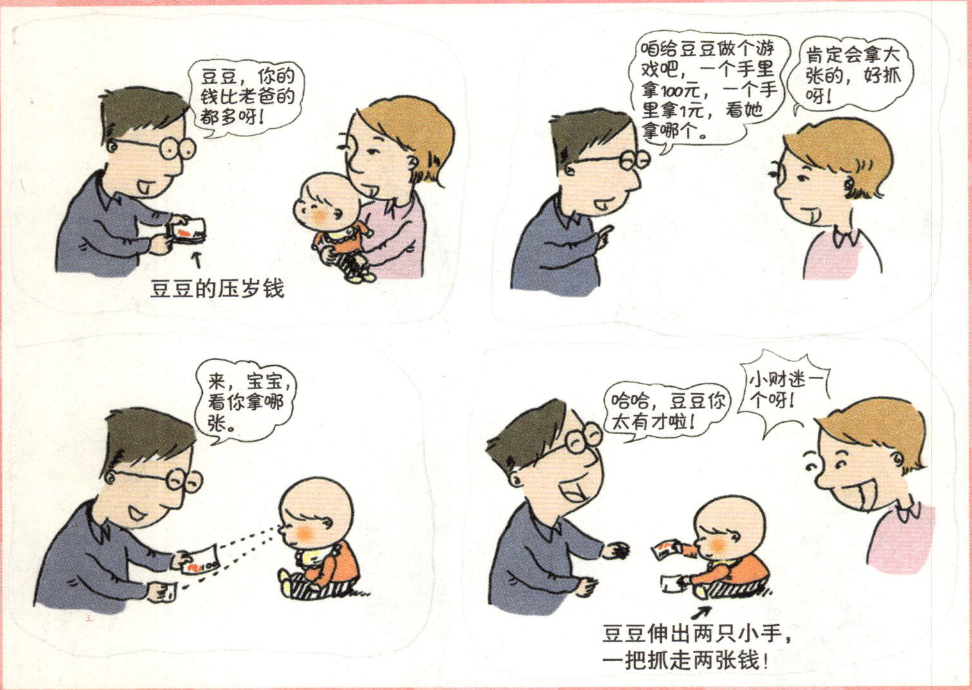
豆豆，你的钱比老爸的都多呀！
豆豆的压岁钱
咱给豆豆做个游戏吧，一个手里拿100元，一个手里拿1元，看她拿哪个。
肯定会拿大张的，好抓呀！
来，宝宝，看你拿哪张。
哈哈，豆豆你太有才啦！
小财迷一个呀！
豆豆伸出两只小手，一把抓走两张钱！

网友酷评

哇，豆子是财女呀！

网友：亦树

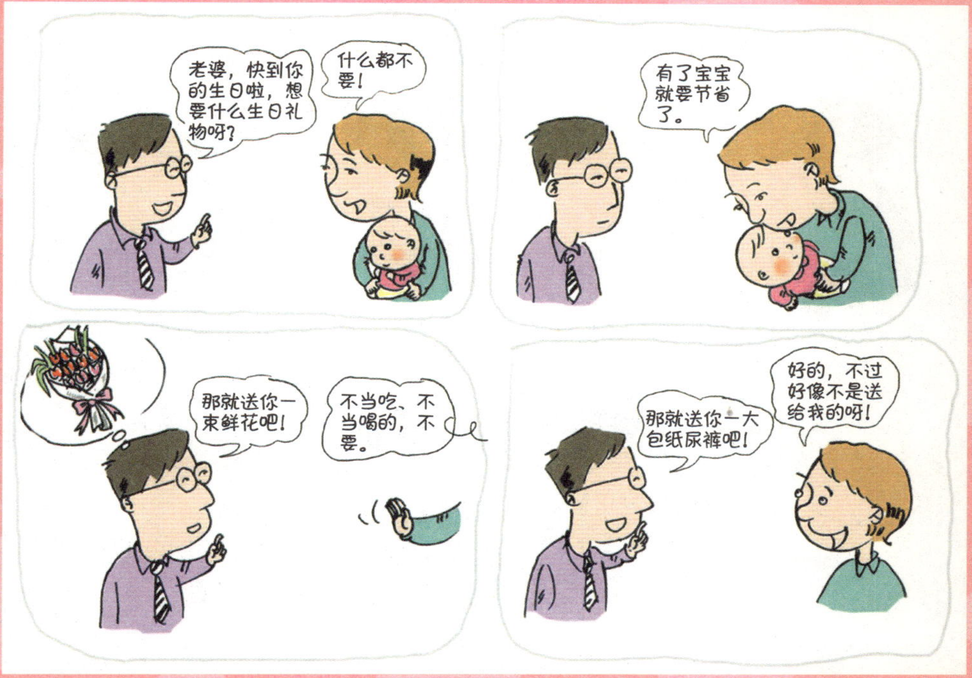
老婆，快到你的生日啦，想要什么生日礼物呀？
什么都不要！
有了宝宝就要节省了。
那就送你一束鲜花吧！
不当吃、不当喝的，不要。
那就送你一大包纸尿裤吧！
好的，不过好像不是送给我的呀！

网友解评

女人婚前婚后就是不同哦，婚前恨不得天天有鲜花。婚后有了宝宝眼里就只有孩子了。

网友：雯雯的成长

儿歌的威力

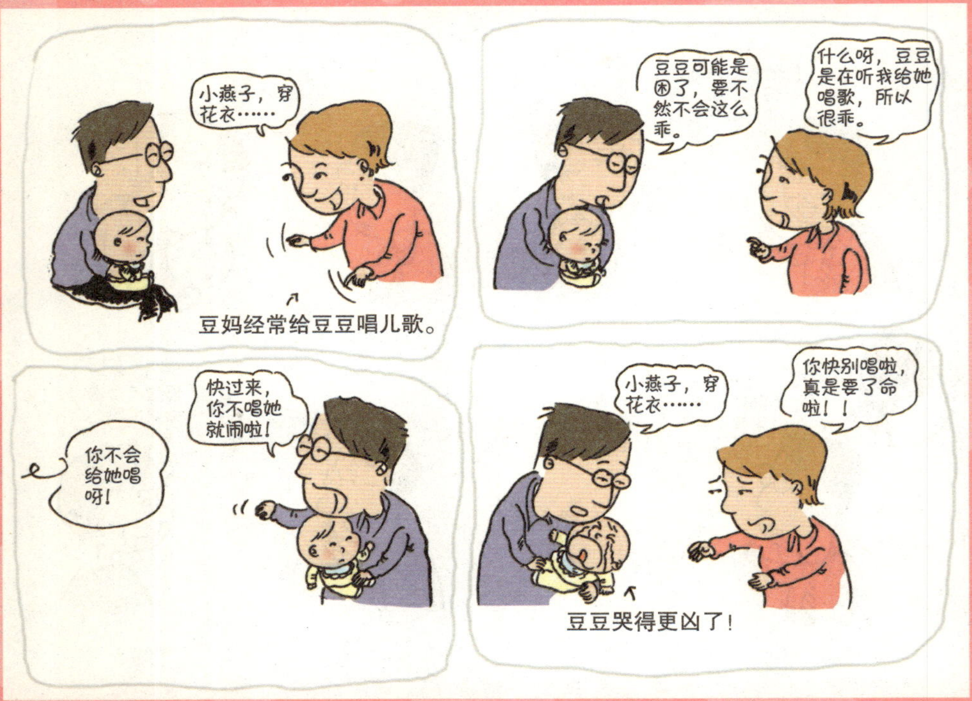
小燕子，穿花衣……
豆妈经常给豆豆唱儿歌。
豆豆可能是困了，要不然不会这么乖。
什么呀，豆豆是在听我给她唱歌，所以很乖。
快过来，你不唱她就闹啦！
你不会给她唱呀！
小燕子，穿花衣……
你快别唱啦，真是要了命啦！！
豆豆哭得更凶了！

网友酷评

爸爸是不是用老鹰的声音唱的小燕子？

网友：凡人的妈妈

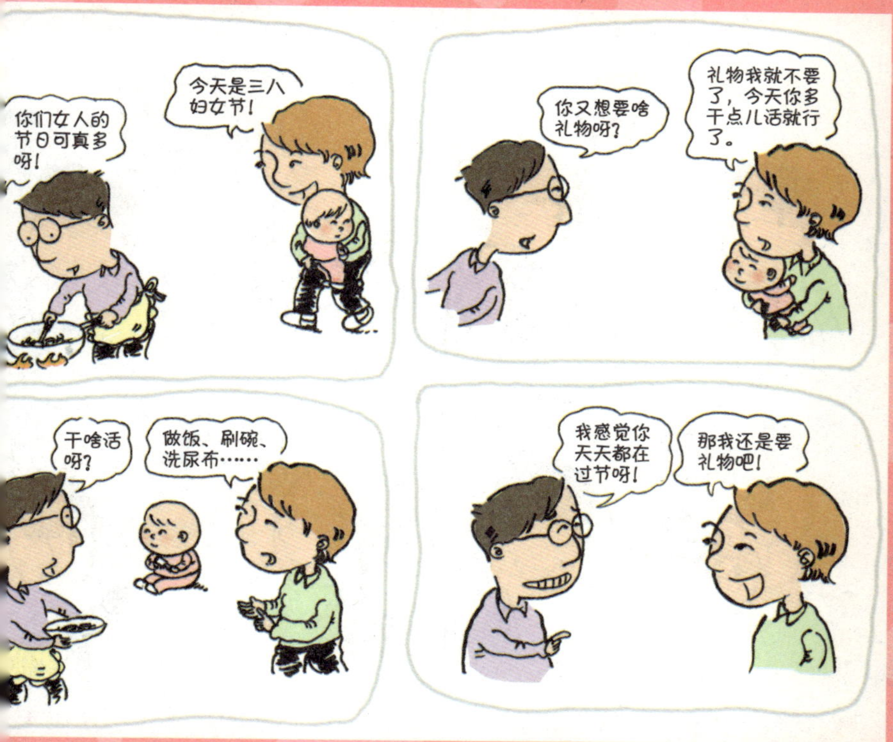
你们女人的节日可真多呀！
今天是三八妇女节！
你又想要啥礼物呀？
礼物我就不要了，今天你多干点儿活就行了。
干啥活呀？
做饭、刷碗、洗尿布……
我感觉你天天都在过节呀！
那我还是要礼物吧！

网友群评

豆爸也是个二十四孝老公啊！

网友：幸福妈妈grace

感恩

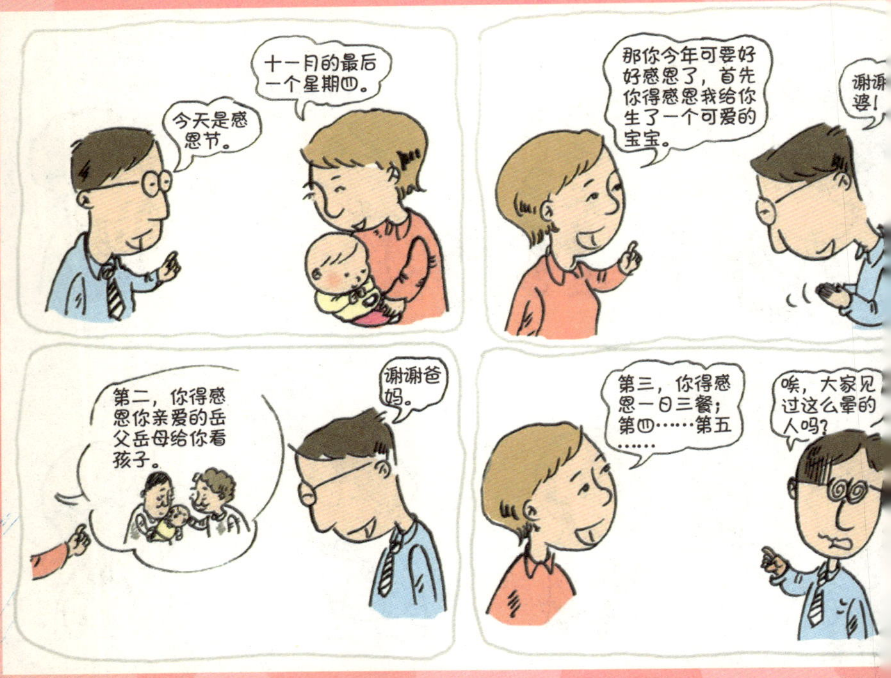
今天是感恩节。
十一月的最后一个星期四。
那你今年可要好好感恩了，首先你得感恩我给你生了一个可爱的宝宝。
谢谢老婆！
第二，你得感恩你亲爱的岳父岳母给你看孩子。
谢谢爸妈。
第三，你得感恩一日三餐；第四……第五……
唉，大家见过这么晕的人吗？

网友酷评

笑笑之后我特别感动。

网友：宝宝珠儿

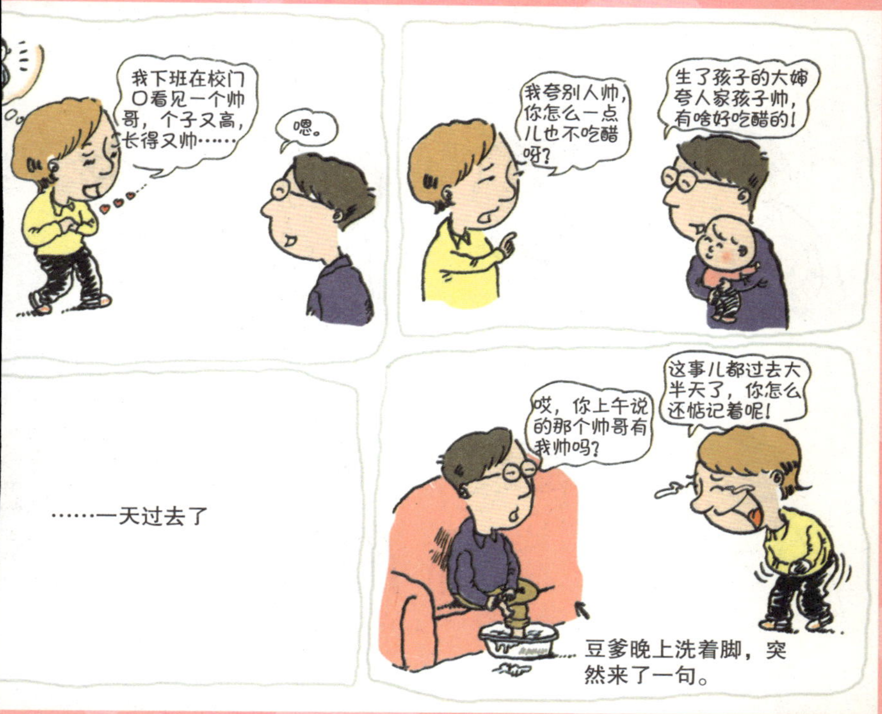
我下班在校门口看见一个帅哥，个子又高，长得又帅……
嗯。
我夸别人帅，你怎么一点儿也不吃醋呀？
生了孩子的大婶夸人家孩子帅，有啥好吃醋的！
……一天过去了
哎，你上午说的那个帅哥有我帅吗？
这事儿都过去大半天了，你怎么还惦记着呢！
豆爹晚上洗着脚，突然来了一句。

网友评论

呵呵，真难为豆爹了，愣是憋了一天哈！

网友：阳光Lisa

隔代亲

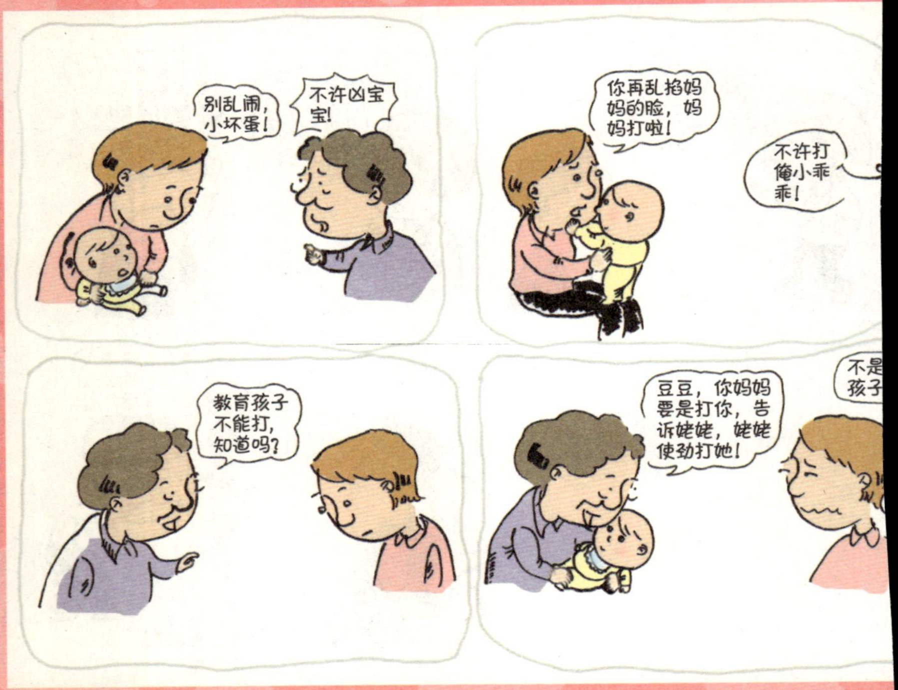
别乱闹，小坏蛋！
不许凶宝宝！
你再乱掐妈妈的脸，妈妈打啦！
不许打俺小乖乖！
教育孩子不能打，知道吗？
豆豆，你妈妈要是打你，告诉姥姥，姥姥使劲打她！
不是
孩子

网友酷评

哈哈，豆妈不是孩子了，可以随便打。

网友：tywdj

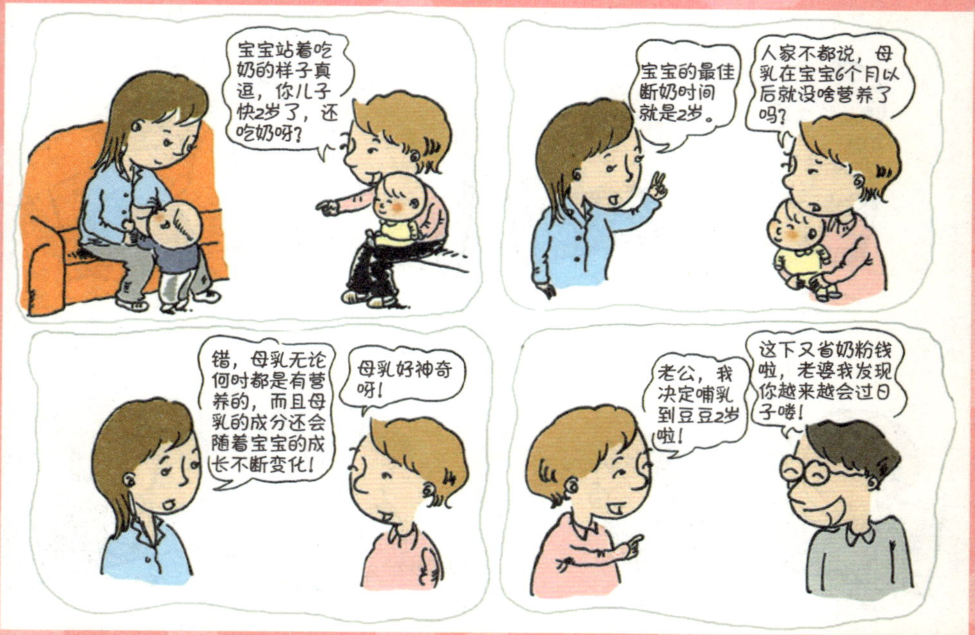
宝宝站着吃奶的样子真逗，你儿子快2岁了，还吃奶呀？
宝宝的最佳断奶时间就是2岁。
人家不都说，母乳在宝宝6个月以后就没啥营养了吗？
错，母乳无论何时都是有营养的，而且母乳的成分还会随着宝宝的成长不断变化！
母乳好神奇呀！
老公，我决定哺乳到豆豆2岁啦！
这下又省奶粉钱啦，老婆我发现你越来越会过日子喽！

网友酷评

半岁以后母乳不过是跟不上孩子脚步而已～国际母乳协会推荐最佳断奶时间是两岁。

网友：水碧弧光

诚实的豆豆

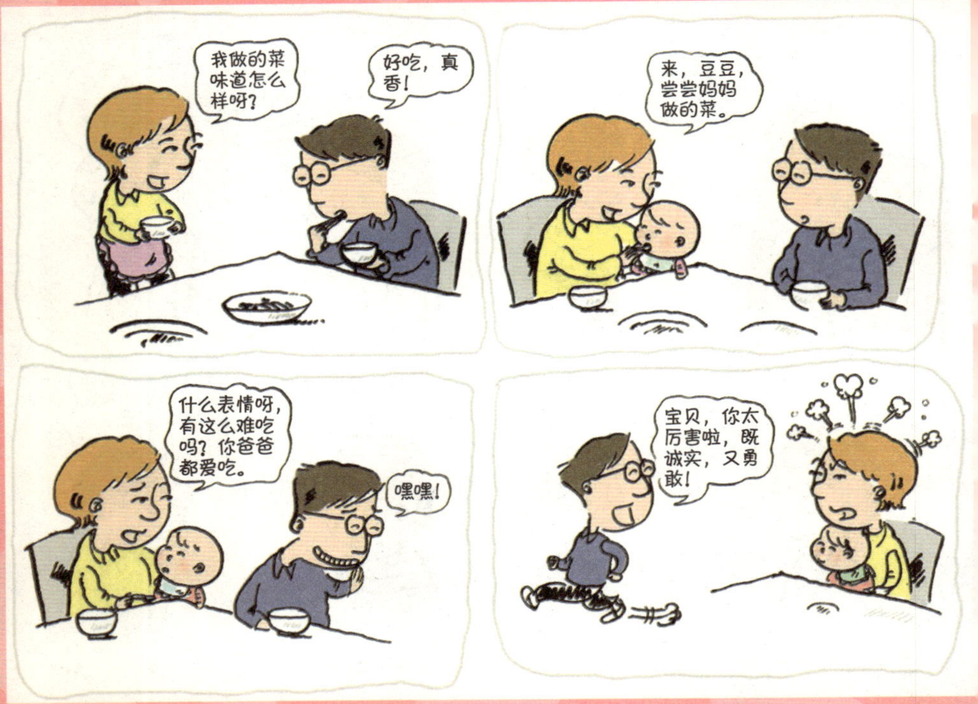
我做的菜味道怎么样呀?
好吃，真香!
来，豆豆，尝尝妈妈做的菜。
什么表情呀，有这么难吃吗? 你爸爸都爱吃。
嘿嘿!
宝贝，你太厉害啦，既诚实，又勇敢!

网友酷评

哈哈，好事啊，这下可以有理由让他去做饭啦!

网友：四月香蔷

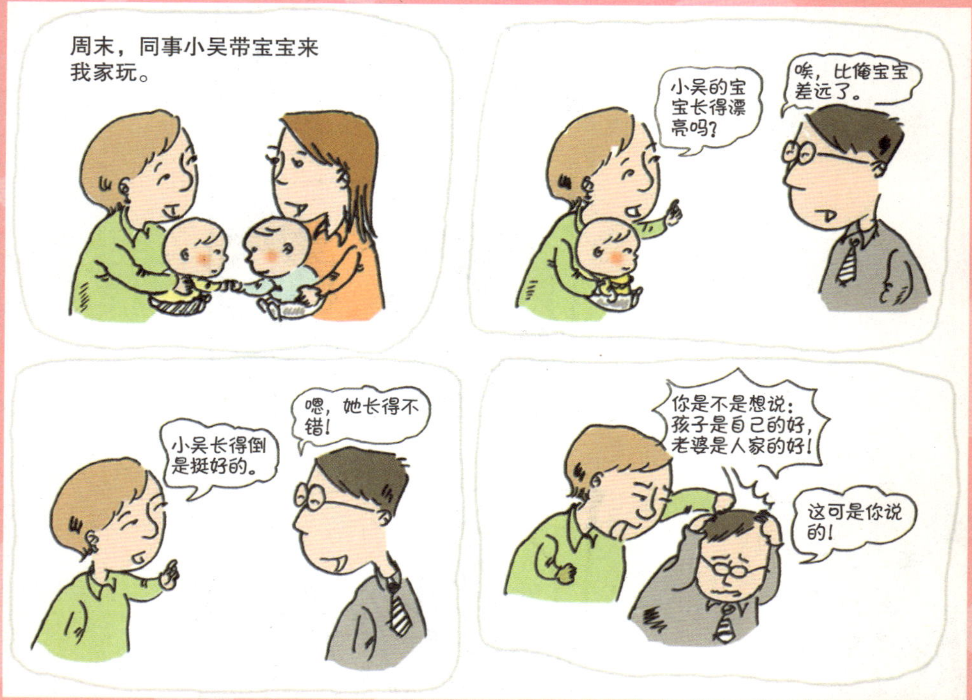
周末，同事小吴带宝宝来我家玩。
小吴的宝宝长得漂亮吗？
唉，比俺宝宝差远了。
小吴长得倒是挺好的。
嗯，她长得不错！
你是不是想说：孩子是自己的好，老婆是人家的好！
这可是你说的！

网友酷评

哈……明显是挖了个坑给豆爹跳……不过，这坑挖的实在是好呀！

网友：公主她妈

网友酷评

婚姻是船，人人都想驶向幸福的彼岸。但如果有了风浪就想弃船，尚不会游泳的孩子也要舍弃吗？

网友：小强baba的小猪儿子

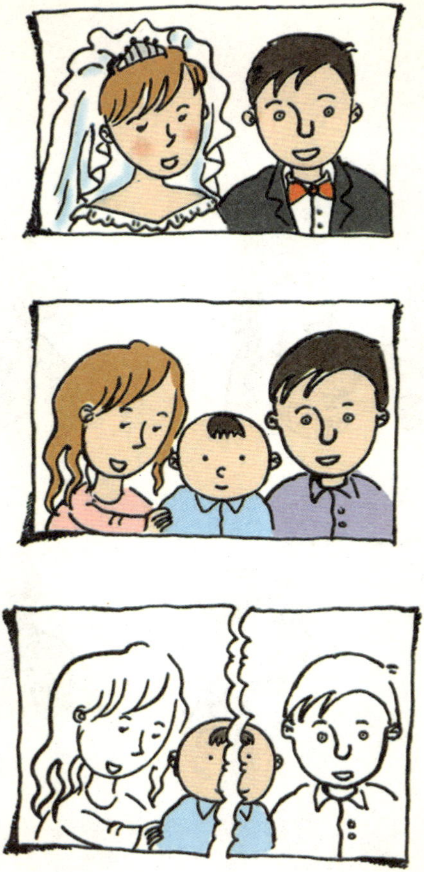

一个破裂的家庭中受伤害最深的一定是孩子，因为家庭破裂了，夫妻可以分离、财产可以分割，唯一无法“分割”的只有孩子！！

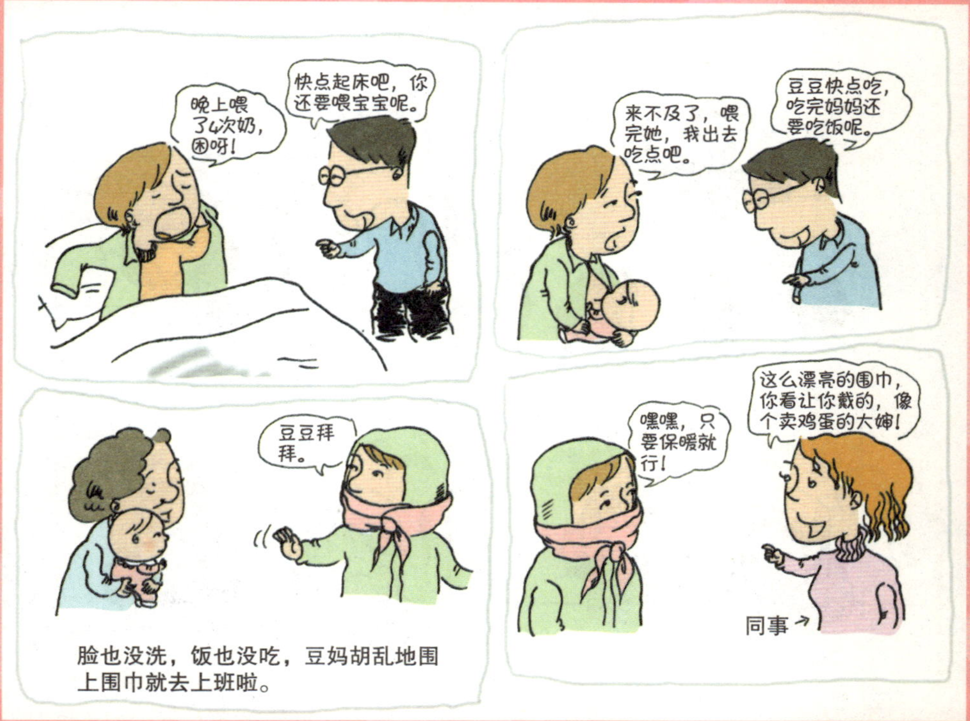

晚上喂了4次奶，困呀！
快点起床吧，你还要喂宝宝呢。
来不及了，喂完她，我出去吃点吧。
豆豆快点吃，吃完妈妈还要吃饭呢。
豆豆拜拜。
脸也没洗，饭也没吃，豆妈胡乱地围上围巾就去上班啦。
嘿嘿，只要保暖就行！
这么漂亮的围巾，你看让你戴的，像个卖鸡蛋的大婶！
同事

网友醉评

呵……真的是这样，常常都下午了，才发现脸还没有洗呢！

网友：公主她妈

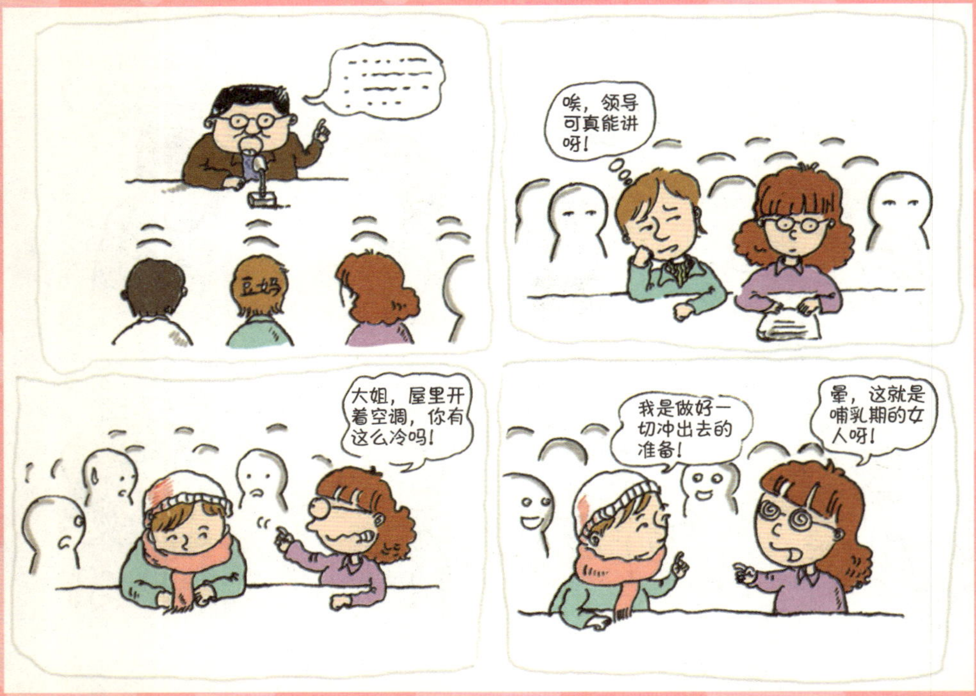
豆妈
唉，领导可真能讲呀！
大姐，屋里开着空调，你有这么冷吗！
我是做好一切冲出去的准备！
晕，这就是哺乳期的女人呀！

网友评论

豆妈你太有才了！你怎么知道我开会时的样子啊？画得可真像。

网友：燕燕来了

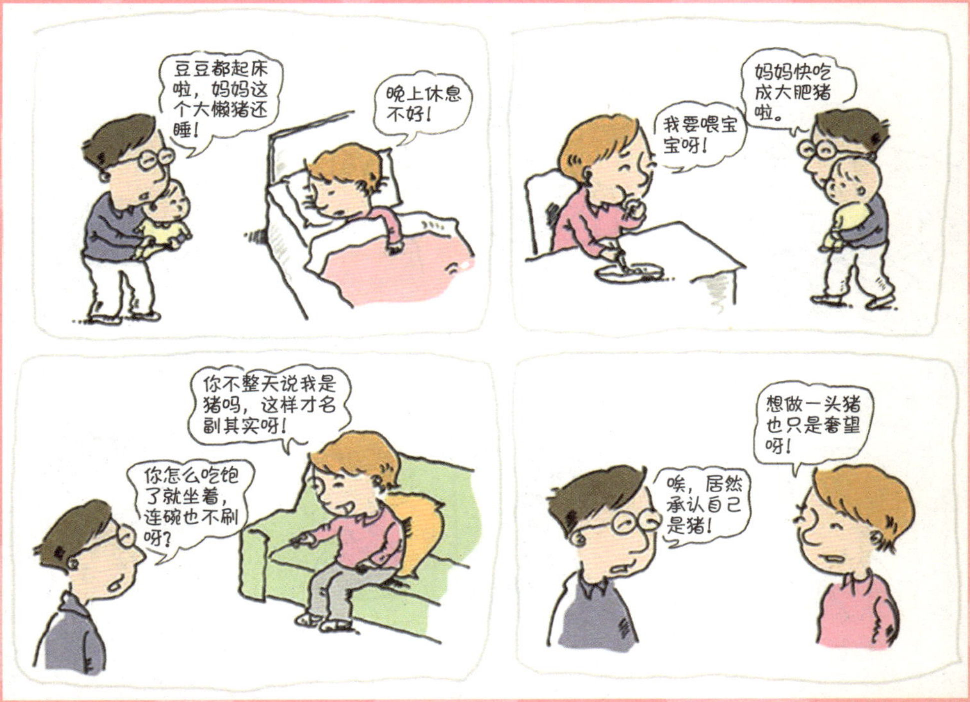
豆豆都起床啦，妈妈这个大懒猪还睡！
晚上休息不好！
我要喂宝宝呀！
妈妈快吃成大肥猪啦。
你怎么吃饱了就坐着，连碗也不刷呀？
你不整天说我是猪吗，这样才名副其实呀！
唉，居然承认自己是猪！
想做一头猪也只是奢望呀！

网友酷评

有宝宝的妈妈们都有这个共同的感受啊！握手！

网友：美丫娘

宝宝跟谁姓

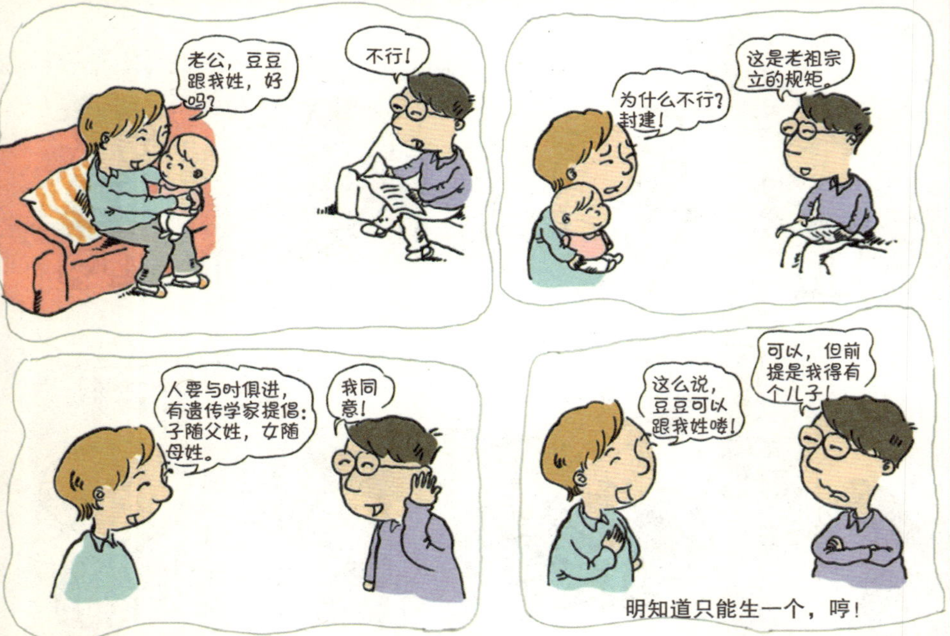
老公，豆豆跟我姓，好吗？
不行！
为什么不行？封建！
这是老祖宗立的规矩。
人要与时俱进，有遗传学家提倡：子随父姓，女随母姓。
我同意！
这么说，豆豆可以跟我姓喽！
可以，但前提是我得有个儿子！
明知道只能生一个，哼！

网友辣评

我两口子同姓,不存在跟谁姓的问题,吼吼~~

网友：小米黄了

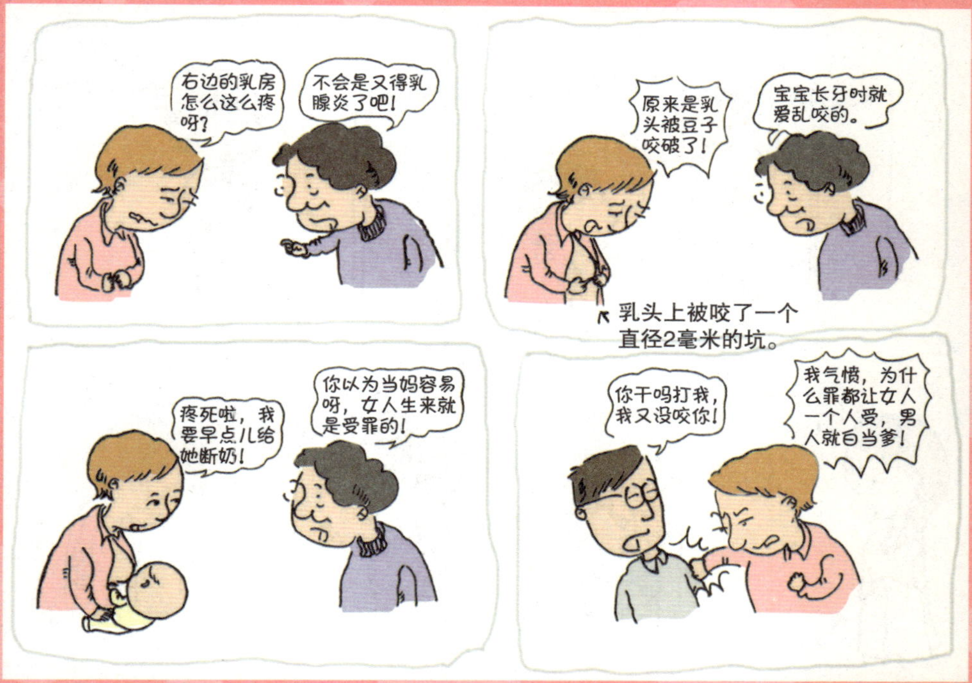
右边的乳房怎么这么疼呀？
不会是又得乳腺炎了吧！
原来是乳头被豆子咬破了！
宝宝长牙时就爱乱咬的。
乳头上被咬了一个直径2毫米的坑。
疼死啦，我要早点儿给她断奶！
你以为当妈容易呀，女人生来就是受罪的！
你干吗打我，我又没咬你！
我气愤，为什么罪都让女人一个人受，男人就白当爹！

网友酷评

在生理上，确实男女不公平啊……不过，喂奶这么亲密的事，这么幸福的事，男人也体会不了啊……

网友：童语童言

双重打击

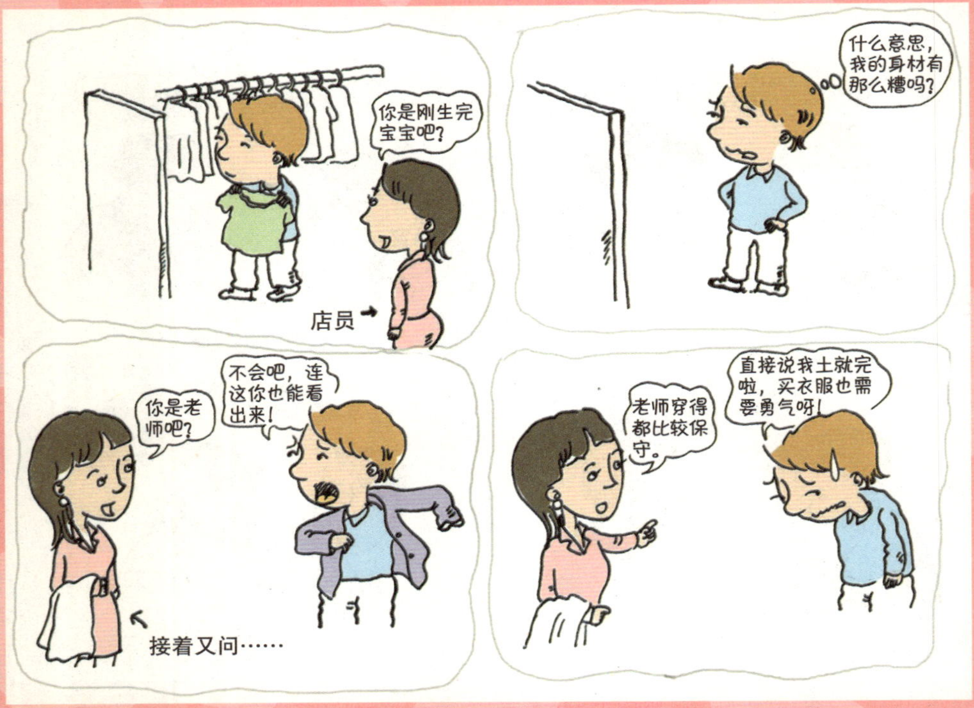
你是刚生完宝宝吧？
店员
什么意思，我的身材有那么糟吗？
你是老师吧？
不会吧，连这你也能看出来！
接着又问……
老师穿得都比较保守。
直接说我土就完啦，买衣服也需要勇气呀！

网友辣评

深有同感呀！我去买衣服，店员都不怎么理我，因为没我穿的号，好郁闷哟！

网友：粉红的云

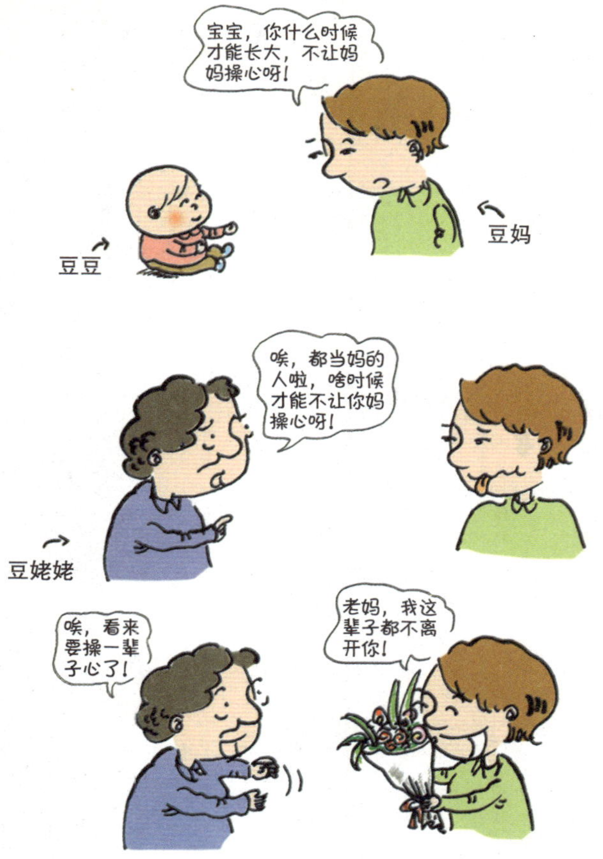
宝宝，你什么时候才能长大，不让妈妈操心呀！
豆妈
豆豆
唉，都当妈的人啦，啥时候才能不让你妈操心呀！
豆姥姥
唉，看来要操一辈子心了！
老妈，我这辈子都不离开你！

妈妈永远是我们最亲、最近、最离不开的人！
孩子永远是我们最亲、最近、最放心不下的人！

网友酷评

说得很精辟！豆妈的漫画，胜在有思想，有生活。

网友：summersun

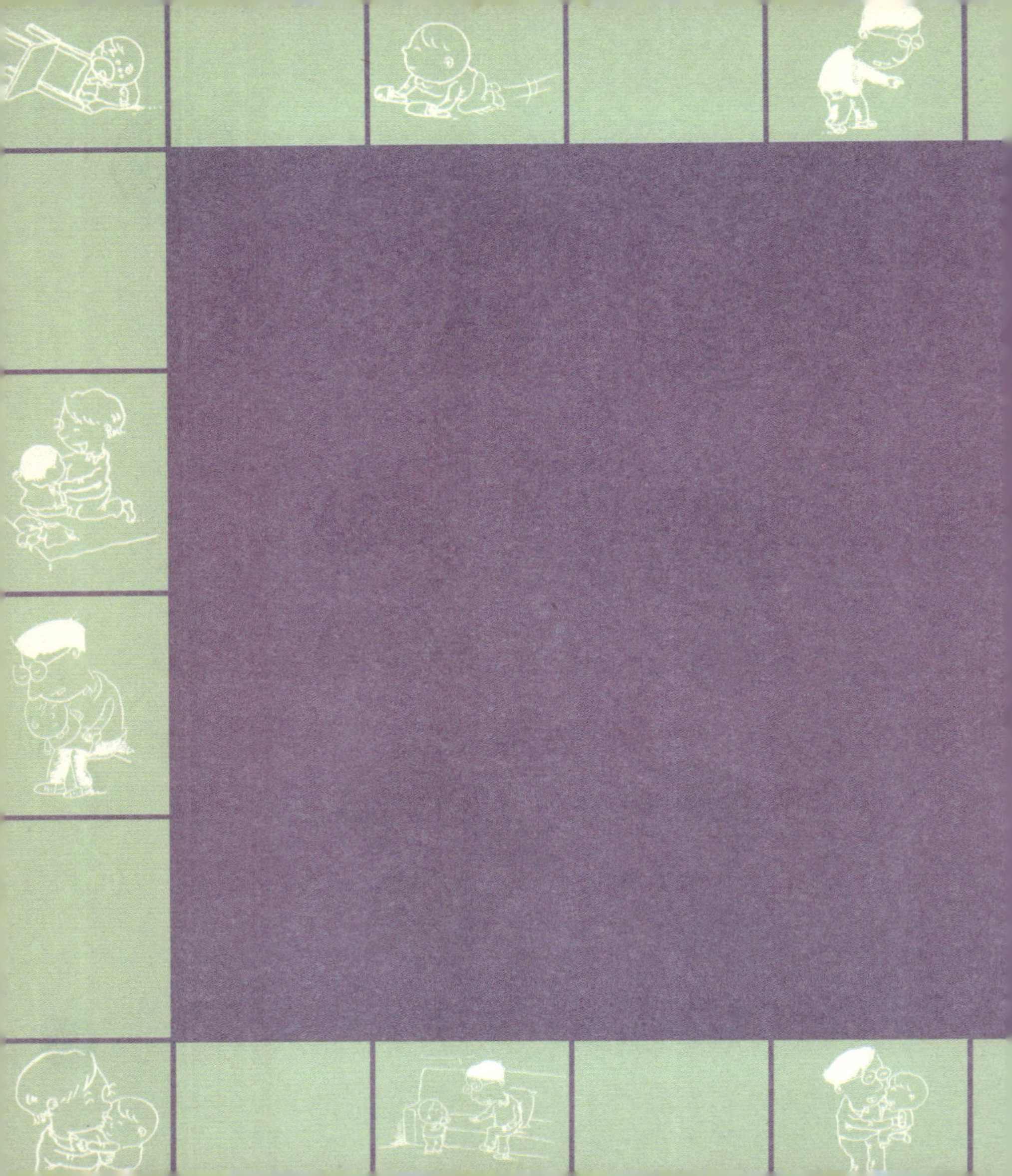

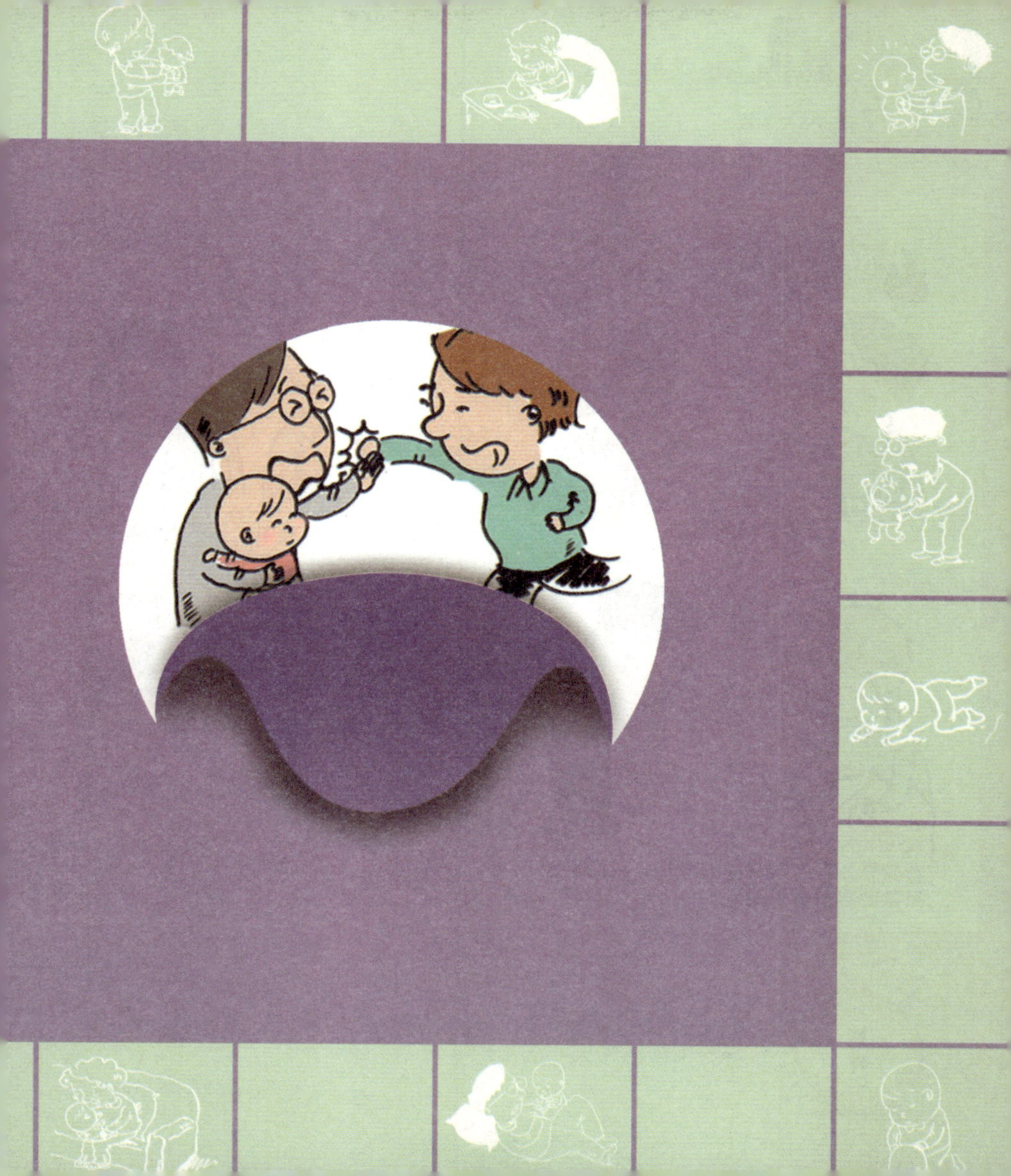

天使的微笑

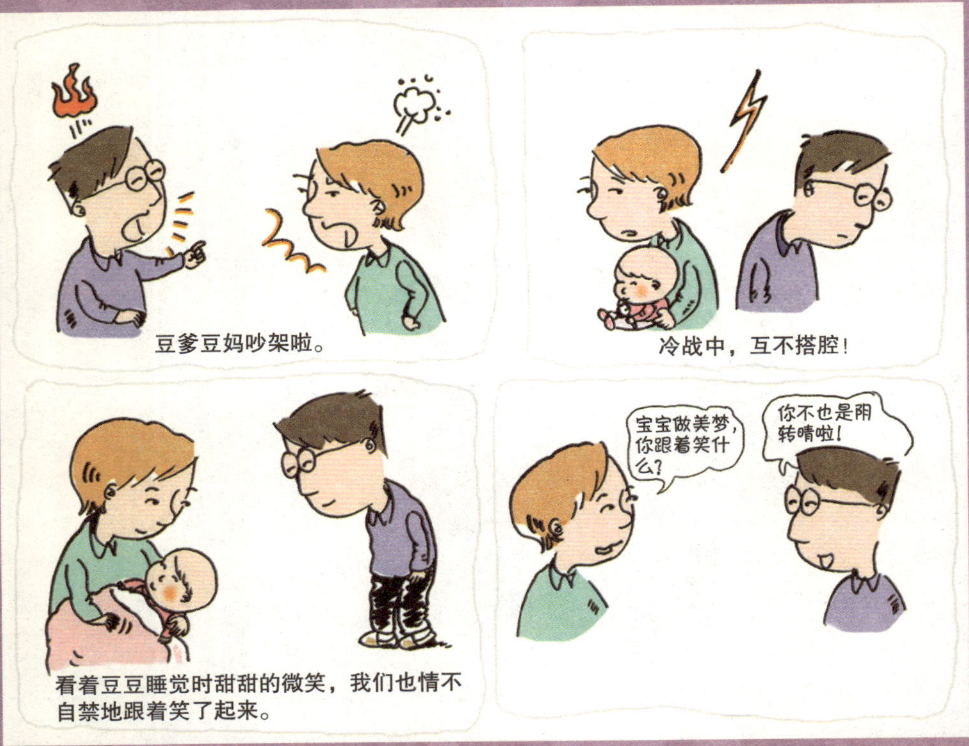
豆爹豆妈吵架啦。
冷战中，互不搭腔！
看着豆豆睡觉时甜甜的微笑，我们也情不自禁地跟着笑了起来。
宝宝做美梦，你跟着笑什么？
你不也是阴转晴啦！

网友群评

好熟悉的一幕呀。每次看见孩子天真的脸，天使般的微笑，什么烦恼都烟消云散了。

网友：Alexandramom

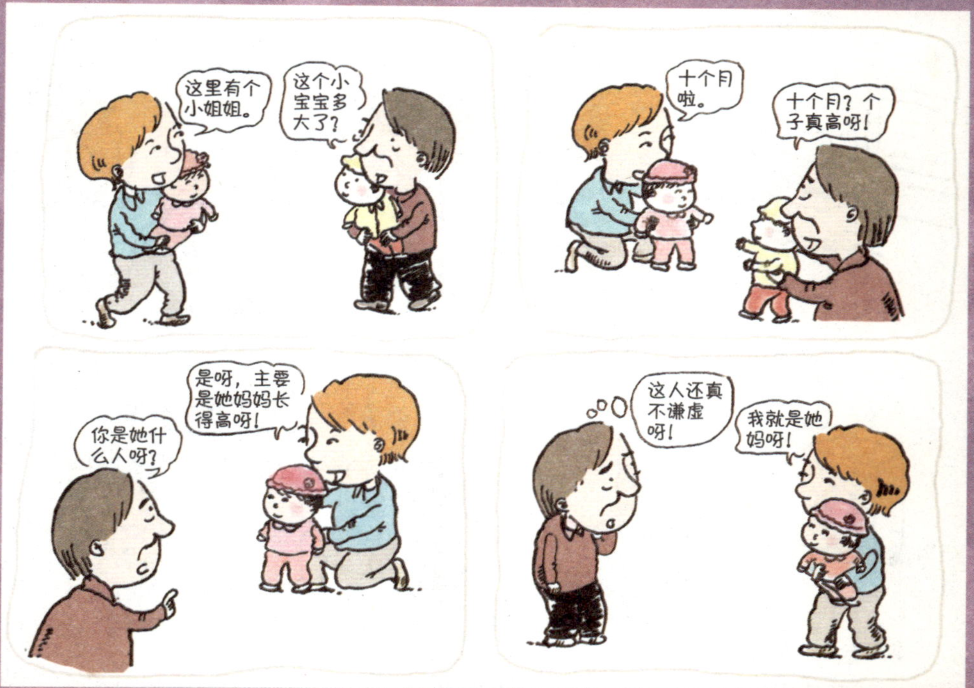
这里有个小姐姐。
这个小宝宝多大了？
十个月啦。
十个月？个子真高呀！
是呀，主要是她妈妈长得高呀！
你是她什么人呀？
我就是她妈呀！
这人还真不谦虚呀！

网友酷评

哈哈，豆妈脸红了吧……

网友：tywdj

最累人的活

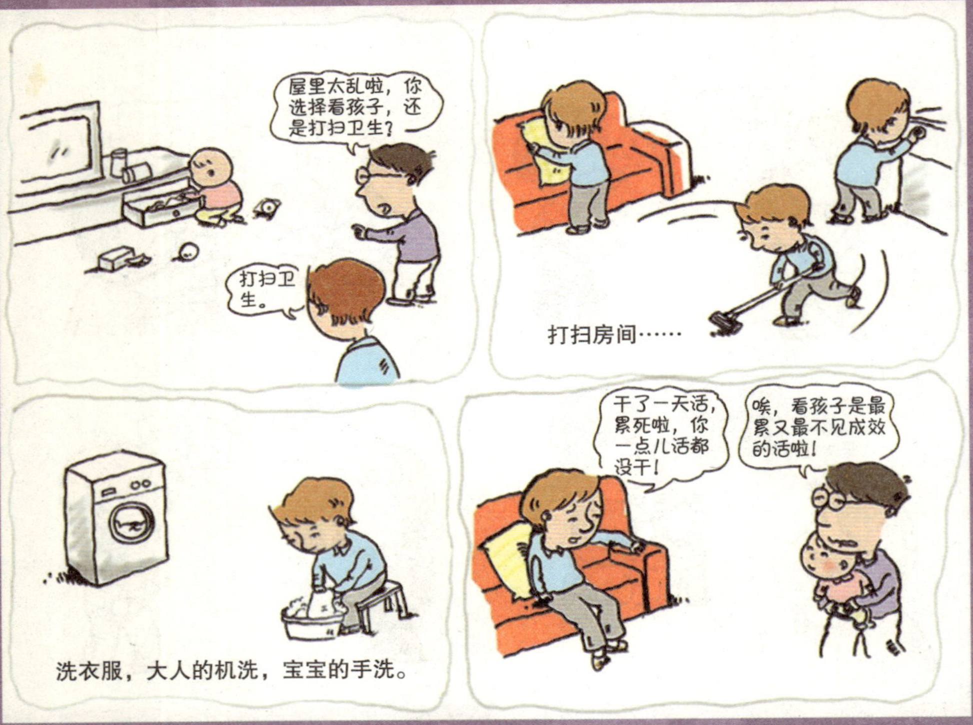
屋里太乱啦，你选择看孩子，还是打扫卫生？
打扫卫生。
打扫房间……
洗衣服，大人的机洗，宝宝的手洗。
干了一天活，累死啦，你一点儿活都没干！
唉，看孩子是最累又最不见成效的活啦！

网友群评

我也会选择打扫卫生，我觉得干什么都比看孩子轻松~~呵呵~

网友：久森妈

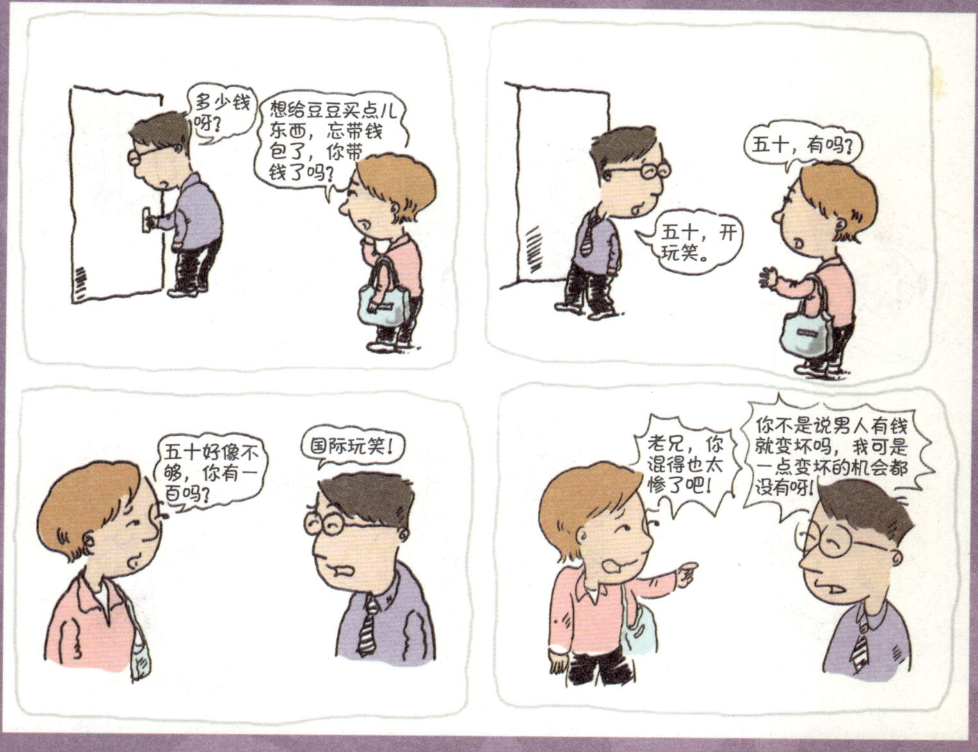
想给豆豆买点儿东西，忘带钱包了，你带钱了吗？
多少钱呀？
五十，有吗？
五十，开玩笑。
五十好像不够，你有一百吗？
国际玩笑！
老兄，你混得也太惨了吧！
你不是说男人有钱就变坏吗，我可是一点变坏的机会都没有呀！

网友酷评

极品男人！改天私下和豆妈取万分之一的经就行。

网友：可儿亲亲

办公室歌曲

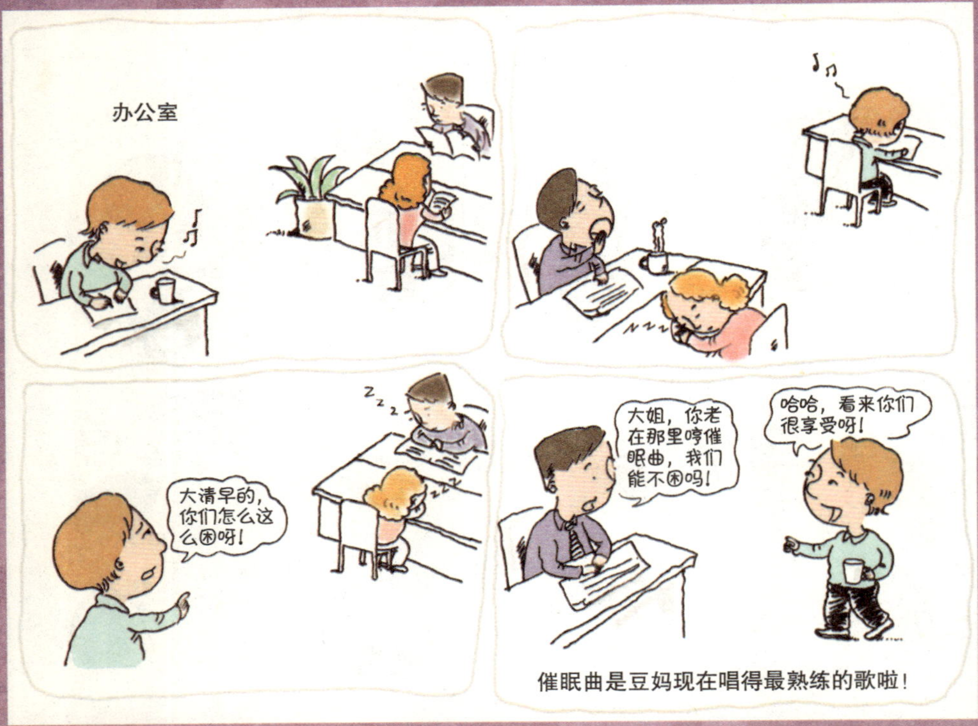
办公室
大清早的，你们怎么这么困呀！
大姐，你老在那里哼催眠曲，我们能不困吗！
哈哈，看来你们很享受呀！
催眠曲是豆妈现在唱得最熟练的歌啦！

网友酷评

豆妈有这么高的功力，也来帮我家宝宝唱唱吧，小家伙入睡可麻烦了。

网友：芍杭

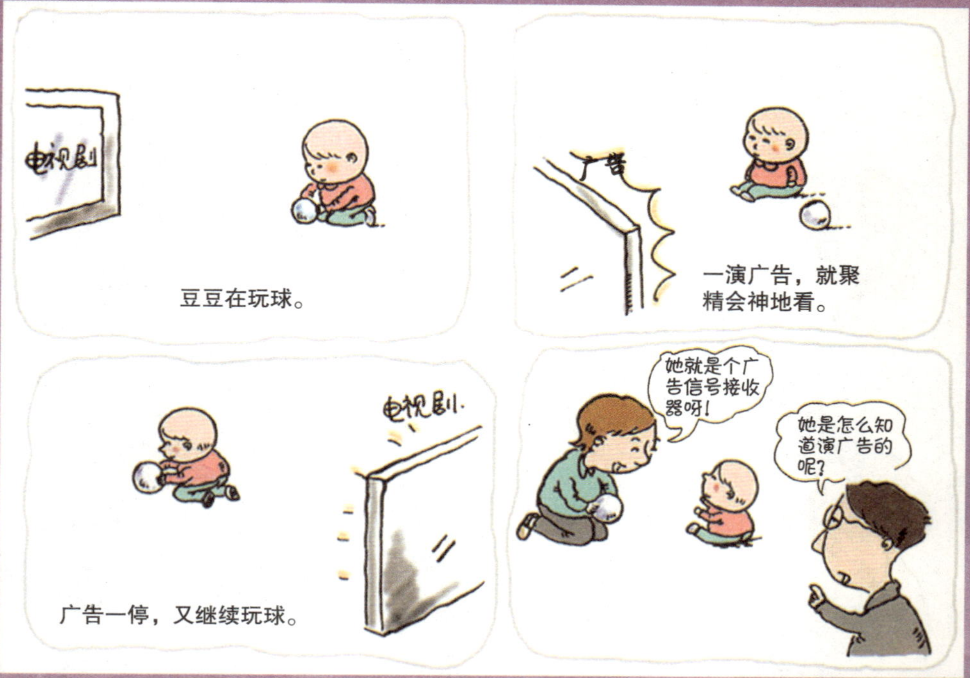
电视剧
豆豆在玩球。
广告
一演广告，就聚精会神地看。
电视剧
广告一停，又继续玩球。
她就是个广告信号接收器呀！
她是怎么知道演广告的呢？

网友酷评

我来告诉你豆子是怎么知道演广告的吧：一，广告时电视声音变大了；二，广告时，电视画面更新奇快！

网友：星云心愿

不能惯孩子

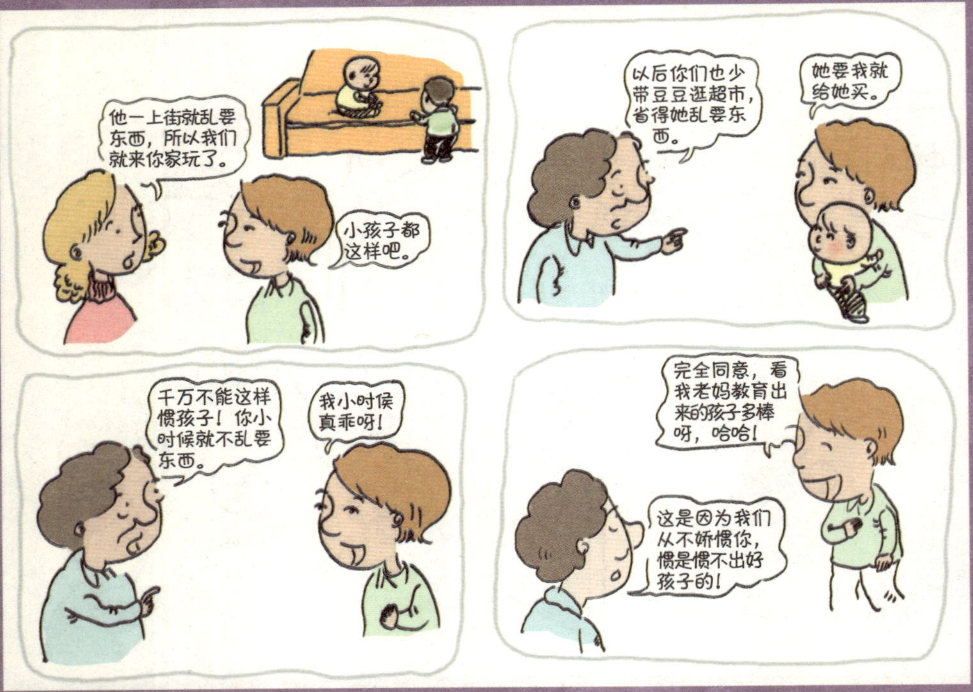
他一上街就乱要东西，所以我们就来你家玩了。
小孩子都这样吧。
以后你们也少带豆豆逛超市，省得她乱要东西。
她要我就给她买。
千万不能这样惯孩子！你小时候就不乱要东西。
我小时候真乖呀！
完全同意，看我老妈教育出来的孩子多棒呀，哈哈！
这是因为我们从不娇惯你，惯是惯不出好孩子的！

网友酷评

看过一篇文章，说去超市之前要和孩子说清楚，比如可以给你买几样东西之类的，让孩子清楚除了规定的几样东西别的是不能买的。

网友：jianjianxiaohe

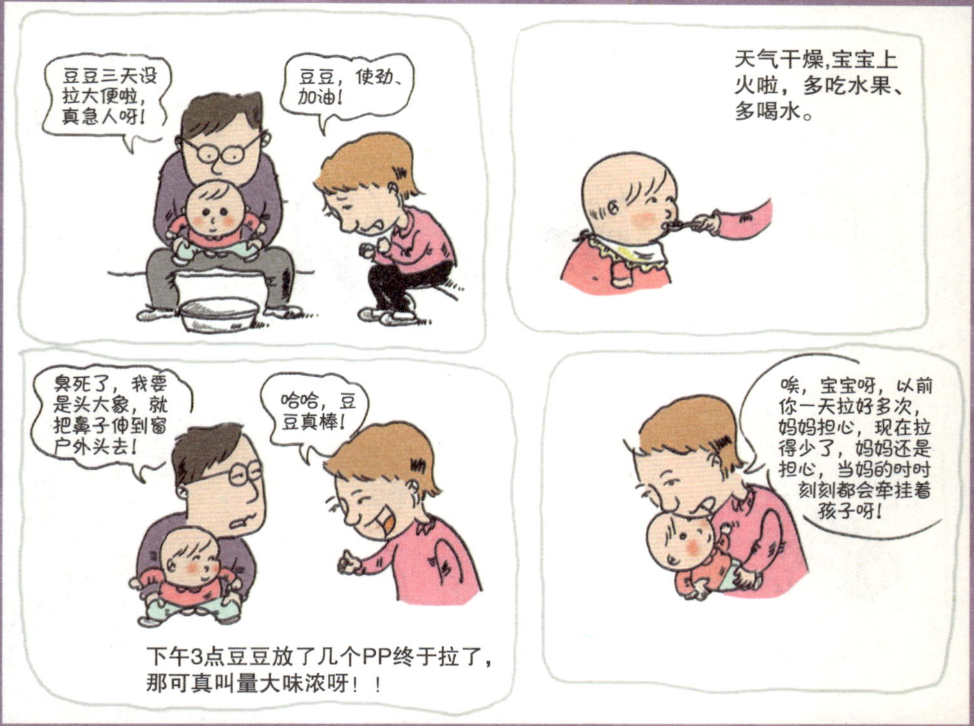
豆豆三天没拉大便啦，真急人呀！
豆豆，使劲、加油！
天气干燥,宝宝上火啦，多吃水果、多喝水。
臭死了，我要是头大象，就把鼻子伸到窗户外头去！
哈哈，豆豆真棒！
下午3点豆豆放了几个PP终于拉了，那可真叫量大味浓呀！！
唉，宝宝呀，以前你一天拉好多次，妈妈担心，现在拉得少了，妈妈还是担心，当妈的时时刻刻都会牵挂着孩子呀！

网友酷评

宝贝如果便秘，可以在他肚脐周围轻轻按几圈~~~据说这样能促进肠胃蠕动，我试过几次，效果OK!

网友：土豆阿宝

当爹的看孩子

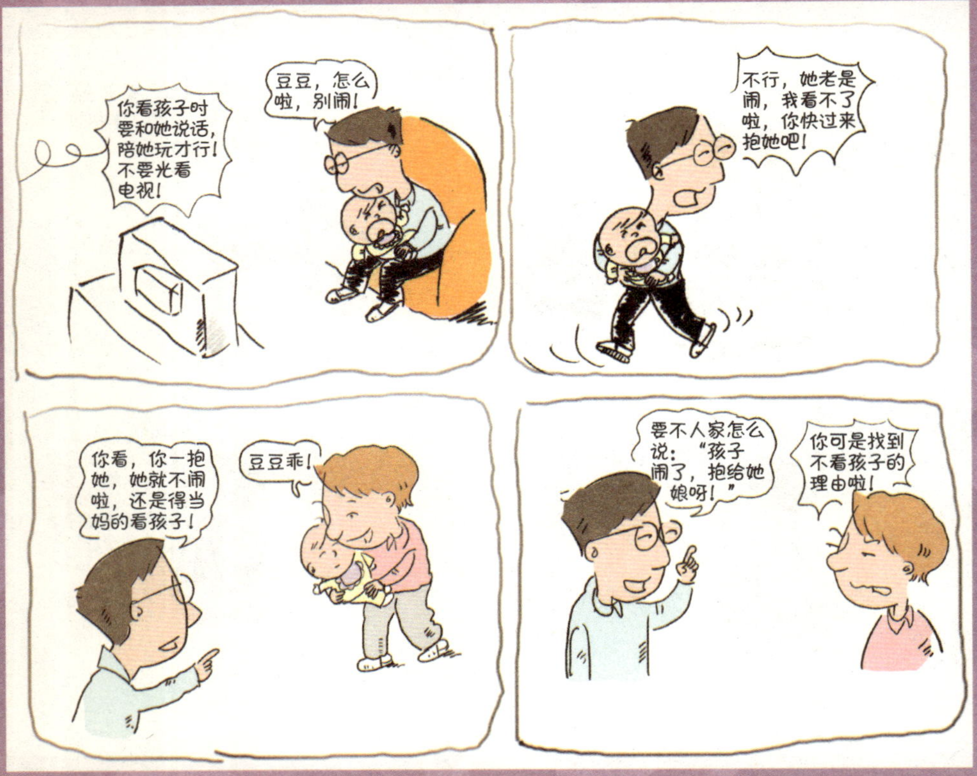
你看孩子时要和她说话，陪她玩才行！不要光看电视！
豆豆，怎么啦，别闹！
不行，她老是闹，我看不了啦，你快过来抱她吧！
你看，你一抱她，她就不闹啦，还是得当妈的看孩子！
豆豆乖！
要不人家怎么说：“孩子闹了，抱给她娘呀！”
你可是找到不看孩子的理由啦！

网友酷评

哈哈。差不多啊，米米一哭，米爸就说：儿子你想怎么样啊，你说啊。哦，你想找妈妈啊，妈妈快来吧，他想找你。

网友：为为1029

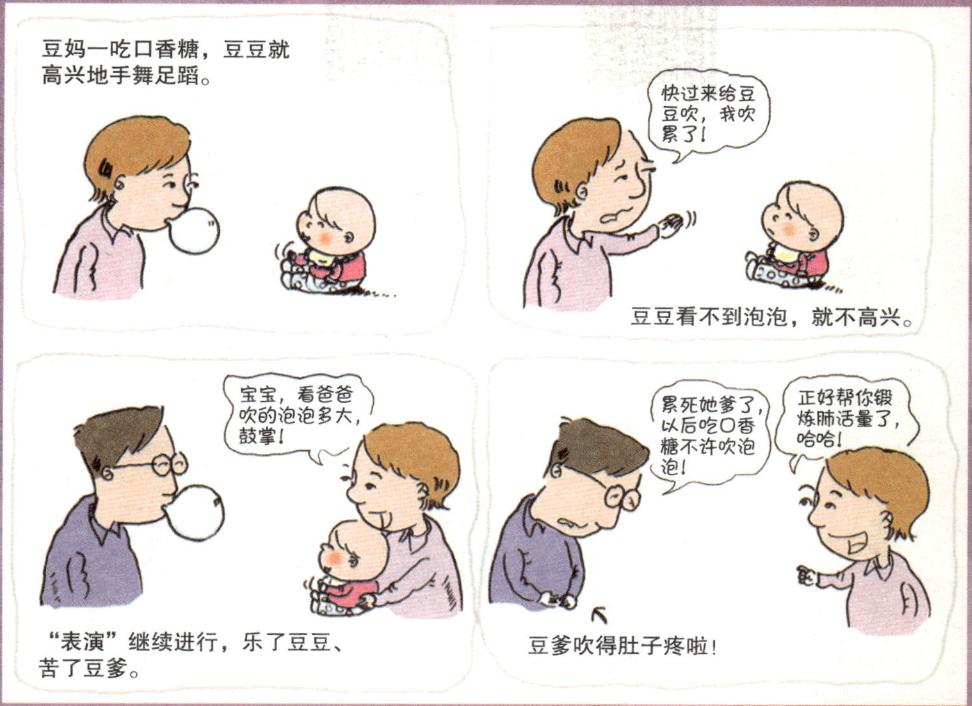
豆妈一吃口香糖，豆豆就
高兴地手舞足蹈。
快过来给豆豆吹，我吹累了！
豆豆看不到泡泡，就不高兴。
宝宝，看爸爸吹的泡泡多大，鼓掌！
“表演”继续进行，乐了豆豆、苦了豆爹。
累死她爹了，以后吃口香糖不许吹泡泡！
正好帮你锻炼肺活量了，哈哈！
豆爹吹得肚子疼啦！

网友酷评

哈哈，乐死我了！我家宝宝最喜欢看爸妈打嗝！

网友：小猪丁叮

豆爹的最爱

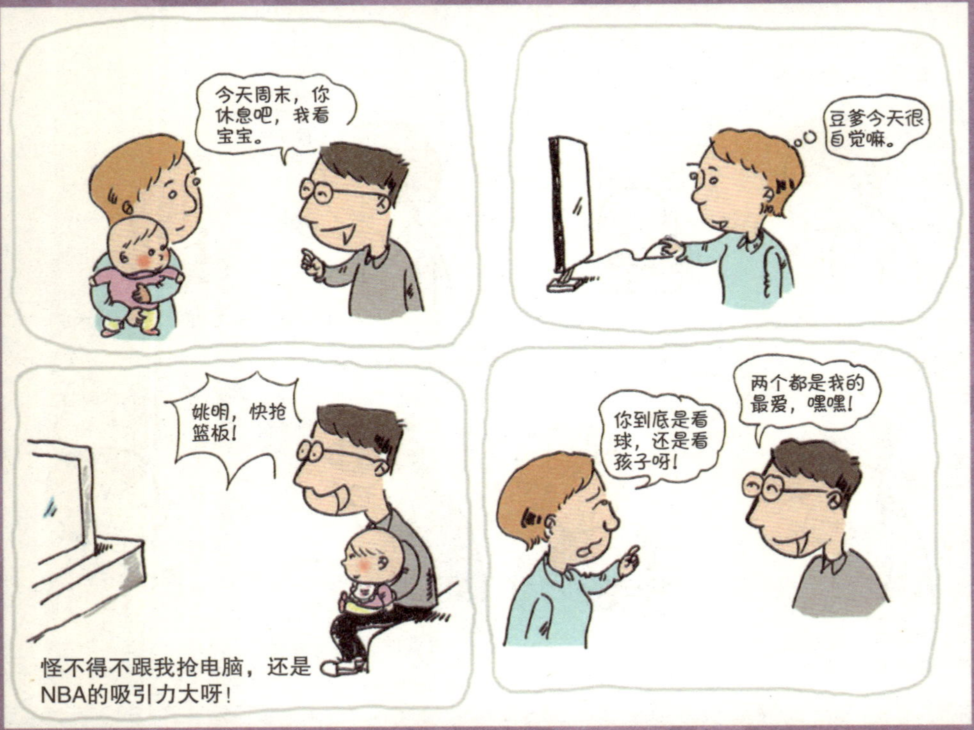
今天周末，你休息吧，我看宝宝。
豆爹今天很自觉嘛。
姚明，快抢篮板！
怪不得不跟我抢电脑，还是NBA的吸引力大呀！
你到底是看球，还是看孩子呀！
两个都是我的最爱，嘿嘿！

网友评论

估计不久就会有一个小球迷了！

网友：蓝衣爱宝贝

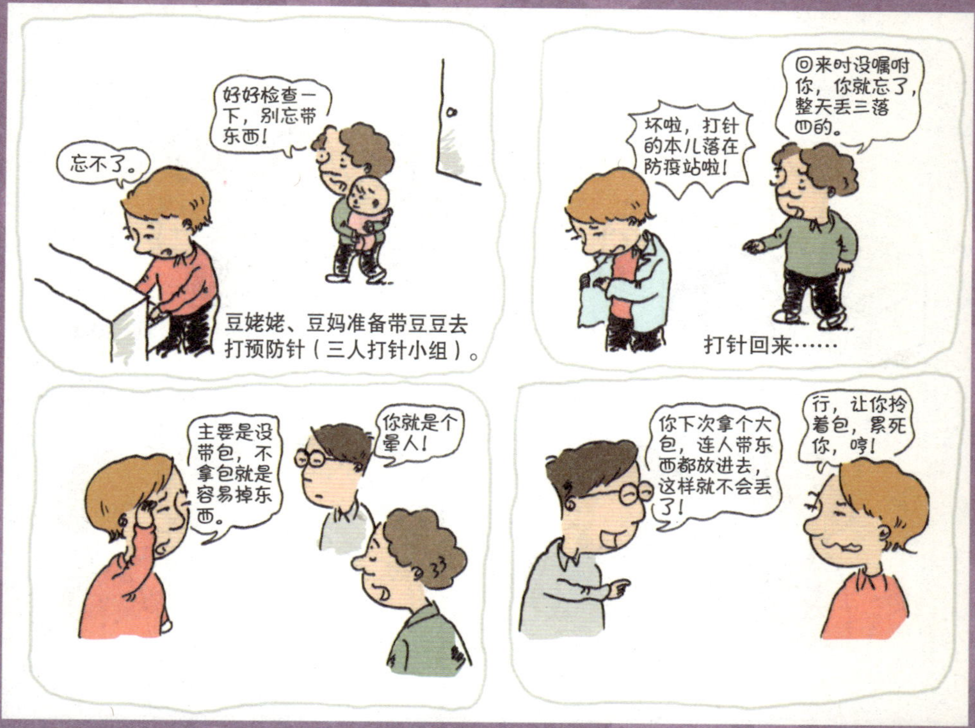
好好检查一下，别忘带东西！
忘不了。
豆姥姥、豆妈准备带豆豆去打预防针（三人打针小组）。
回来时没嘱咐你，你就忘了，整天丢三落四的。
坏啦，打针的本儿落在防疫站啦！
打针回来……
你就是个晕人！
主要是没带包，不拿包就是容易掉东西。
你下次拿个大包，连人带东西都放进去，这样就不会丢了！
行，让你拎着包，累死你，哼！

网友酷评

可爱的豆妈，女人几乎都有这毛病，要不怎么会说生个孩子傻三年呢！

网友：小宠气包

豆豆会告状啦

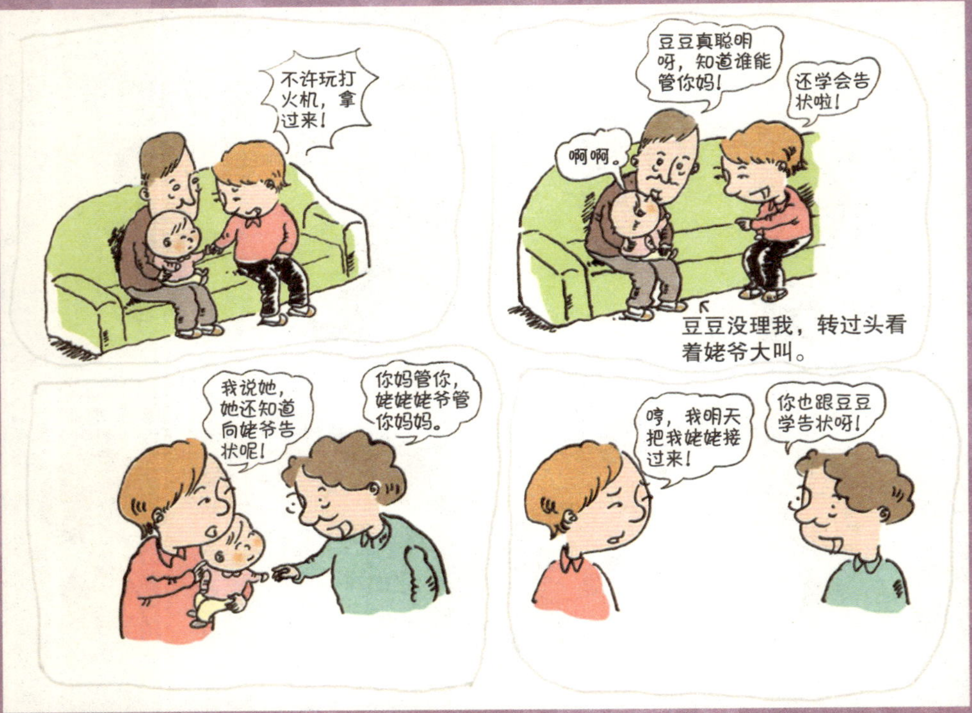
不许玩打火机，拿过来！
豆豆真聪明呀，知道谁能管你妈！
还学会告状啦！
啊啊。
豆豆没理我，转过头看着姥爷大叫。
我说她，她还知道向姥爷告状呢！
你妈管你，姥姥姥爷管你妈妈。
哼，我明天把我姥姥接过来！
你也跟豆豆学告状呀！

网友群评

呵……豆豆这么快就把人际关系学给参透了！

网友：公主她妈

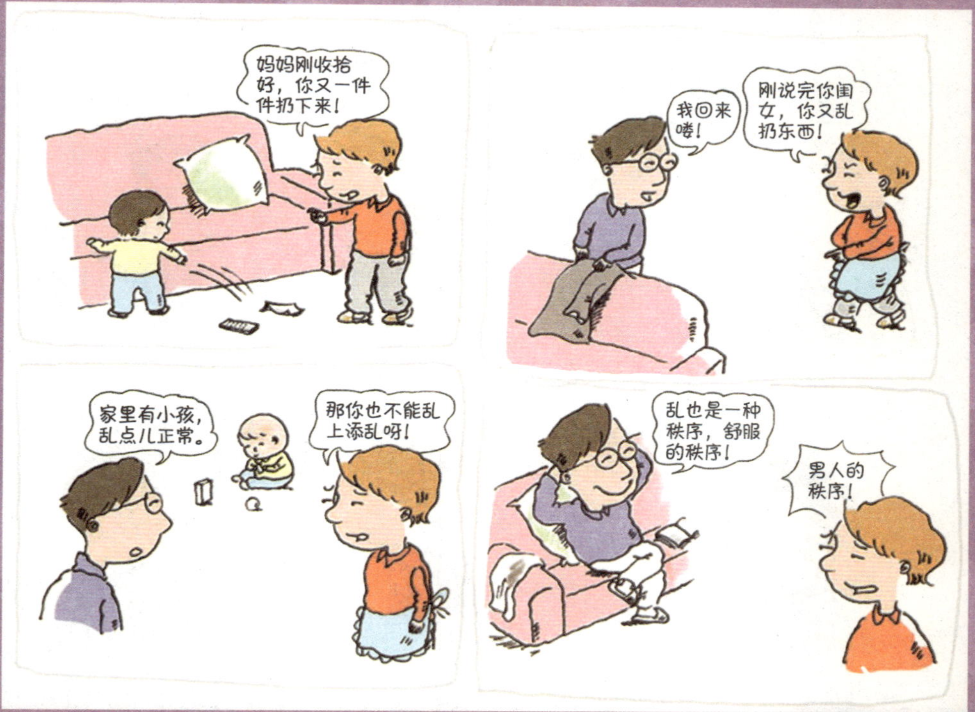
妈妈刚收拾好，你又一件件扔下来！
我回来喽！
刚说完你闺女，你又乱扔东西！
家里有小孩，乱点儿正常。
那你也不能乱上添乱呀！
乱也是一种秩序，舒服的秩序！
男人的秩序！

网友酷评

我家宝爸也爱乱扔东西，帮他收拾好了他还嫌破坏了他的“秩序”，东西找不到了。

网友：老鼠爱大米哇

老公的地位

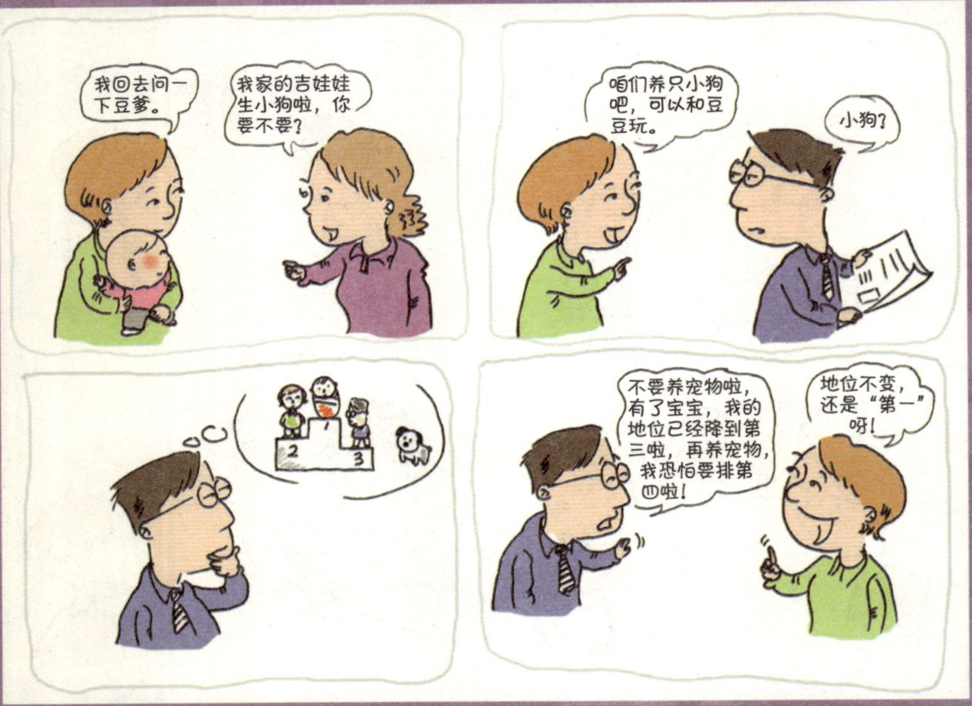
我家的吉娃娃生小狗啦，你要不要？
我回去问一下豆爹。
咱们养只小狗吧，可以和豆豆玩。
小狗？
2
1
3
不要养宠物啦，有了宝宝，我的地位已经降到第三啦，再养宠物，我恐怕要排第四啦！
地位不变，还是“第一”呀！

网友酷评

我有个朋友说，他在家里的地位还不如扫帚，扫帚倒了还有人扶，他就……

网友：童语童言

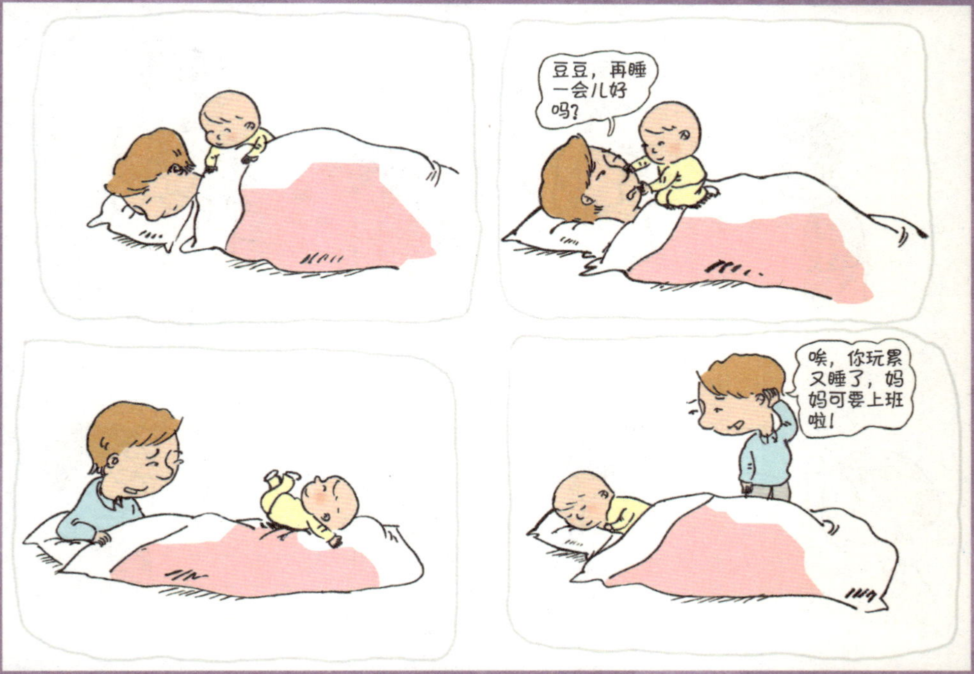
豆豆，再睡一会儿好吗？
唉，你玩累又睡了，妈妈可要上班啦！

网友锐评

这差不多是我家每天早晨上演的一幕啦，哈哈！

网友：四月香蔷

这个不能换

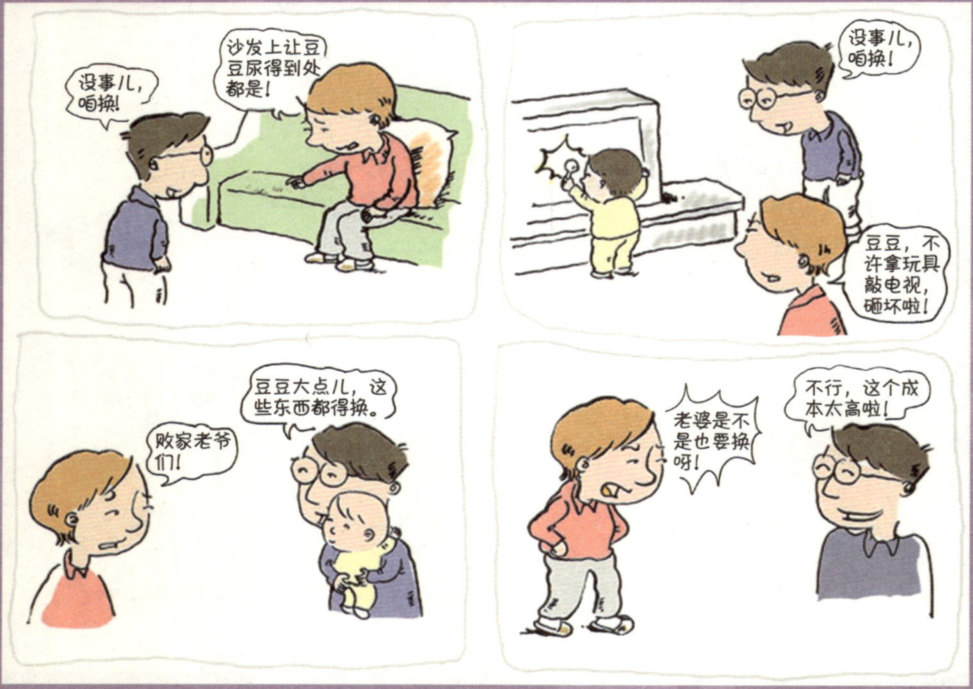
沙发上让豆豆尿得到处都是!
没事儿,咱换!
豆豆,不许拿玩具敲电视,砸坏啦!
没事儿,咱换!
豆豆大点儿,这些东西都得换。
败家老爷们!
老婆是不是也要换呀!
不行,这个成本太高啦!

网友酷评

是呀,换个老婆成本太高不说,还太麻烦。

网友:亦树

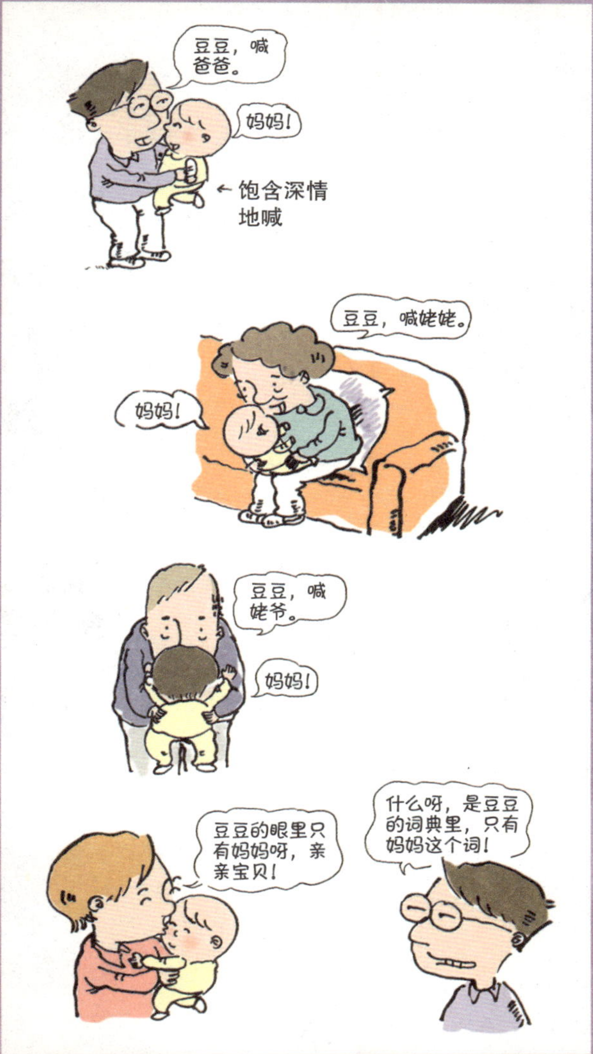
豆豆，喊爸爸。
妈妈！
饱含深情地喊
豆豆，喊姥姥。
妈妈！
豆豆，喊姥爷。
妈妈！
豆豆的眼里只有妈妈呀，亲亲宝贝！
什么呀，是豆豆的词典里，只有妈妈这个词！

网友酷评

我家悄悄前一阵也是，把周围她觉得亲的人都叫「妈妈」，不管男女老少！

网友：坤厚载物

生儿子的好处

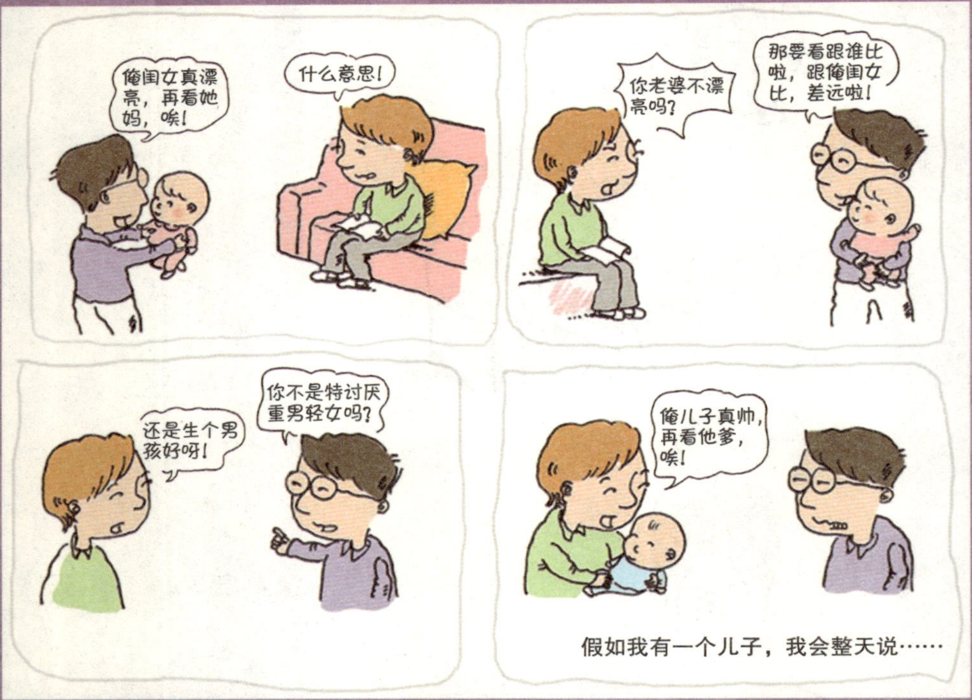
俺闺女真漂亮，再看她妈，唉！
什么意思！
你老婆不漂亮吗？
那要看跟谁比啦，跟俺闺女比，差远啦！
还是生个男孩好呀！
你不是特讨厌重男轻女吗？
俺儿子真帅，再看他爹，唉！
假如我有一个儿子，我会整天说……

网友醉评

一样一样地！老是厚着脸皮说，我女儿真漂亮，你妈妈幸亏找了我！我立刻狂吐……

网友：美牛

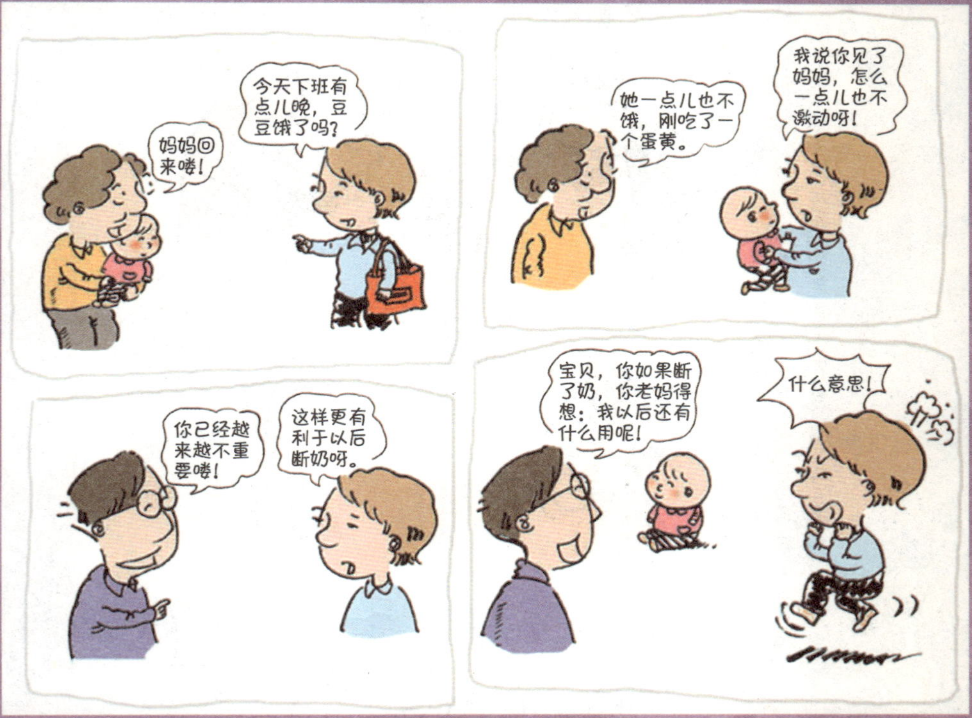

妈妈回来喽!
今天下班有点儿晚，豆豆饿了吗?
她一点儿也不饿，刚吃了一个蛋黄。
我说你见了妈妈，怎么一点儿也不激动呀!
你已经越来越不重要喽!
这样更有利于以后断奶呀。
宝贝，你如果断了奶，你老妈得想：我以后还有什么用呢!
什么意思!

网友群评

这样的话，豆爹可是一直都没用的哦……

网友：Alexandramom

网友酷评

这发型那是相当的百搭啊，戴什么帽子都好看。

网友：成长快乐2008

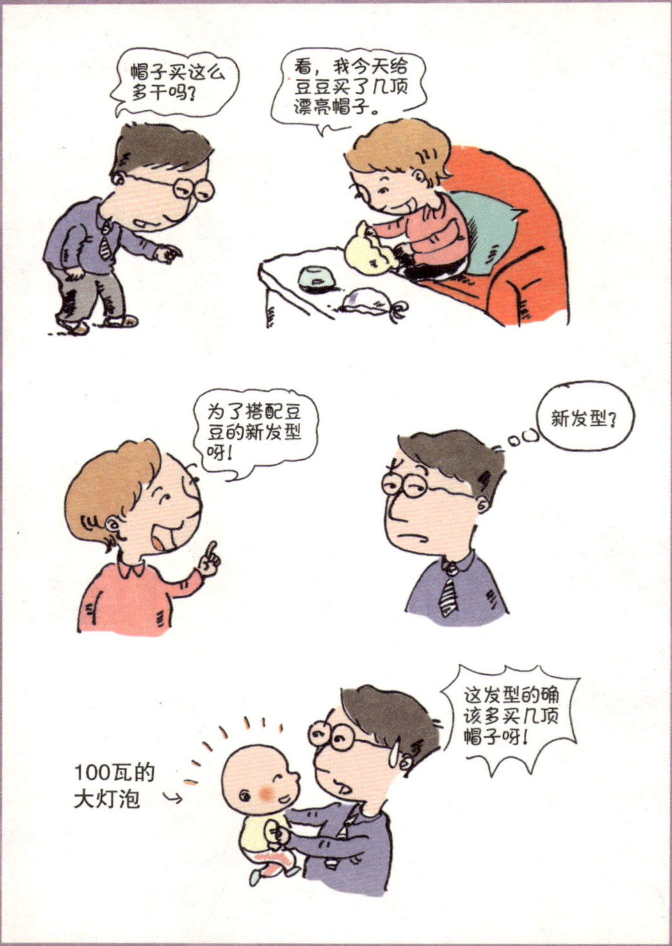
看，我今天给豆豆买了几顶漂亮帽子。
帽子买这么多干吗？
为了搭配豆豆的新发型呀！
新发型？
100瓦的大灯泡
这发型的确该多买几顶帽子呀！

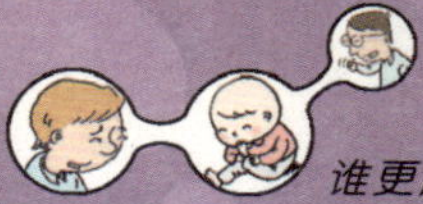

谁更虚荣

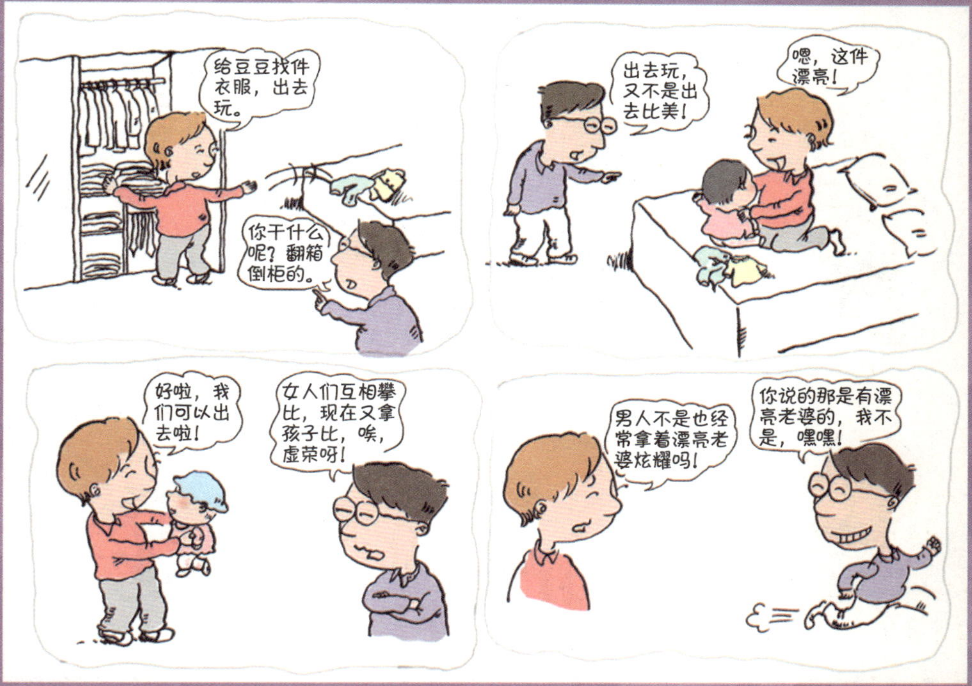
给豆豆找件衣服，出去玩。
你干什么呢？翻箱倒柜的。
出去玩，又不是出去比美！
嗯，这件漂亮！
好啦，我们可以出去啦！
女人们互相攀比，现在又拿孩子比，唉，虚荣呀！
男人不是也经常拿着漂亮老婆炫耀吗！
你说的那是有漂亮老婆的，我不是，嘿嘿！

网友酷评

对~~哈哈！我每次都要挑上5–10分钟才行，还有自己的也挑上5–10分钟，这一共就是20分钟才好，哈哈哈~~~

网友：桃桃猪

能吃的奶牛

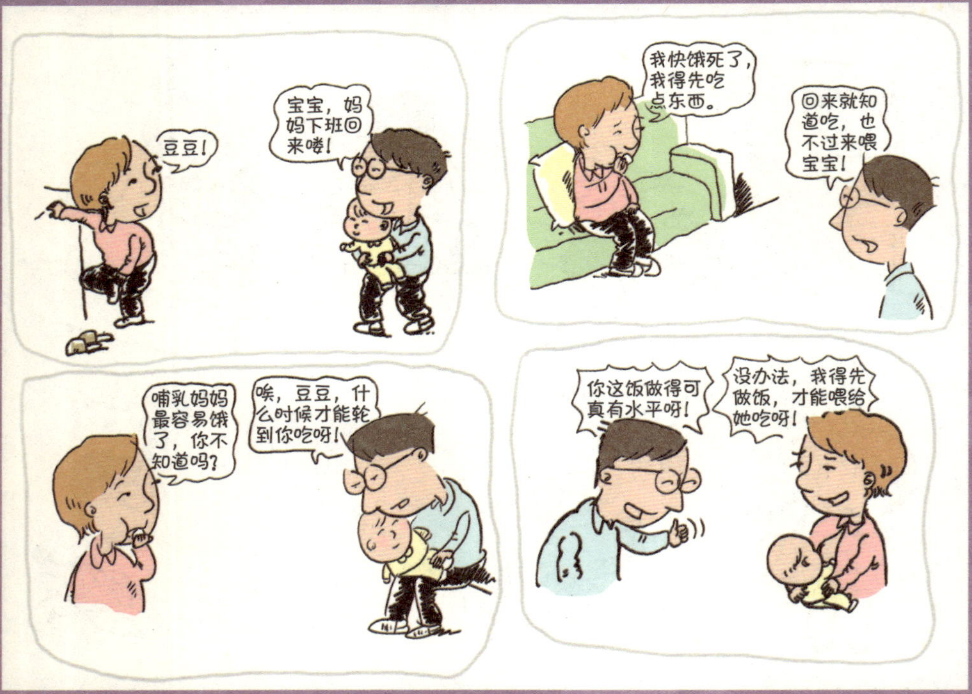
豆豆！
宝宝，妈妈下班回来喽！
我快饿死了，我得先吃点东西。
回来就知道吃，也不过来喂宝宝！
哺乳妈妈最容易饿了，你不知道吗？
唉，豆豆，什么时候才能轮到你吃呀！
你这饭做得可真有水平呀！
没办法，我得先做饭，才能喂给她吃呀！

网友群评

你那饭咋做得那么快，这边刚吃那边就产出啦？

网友：昊宝贝

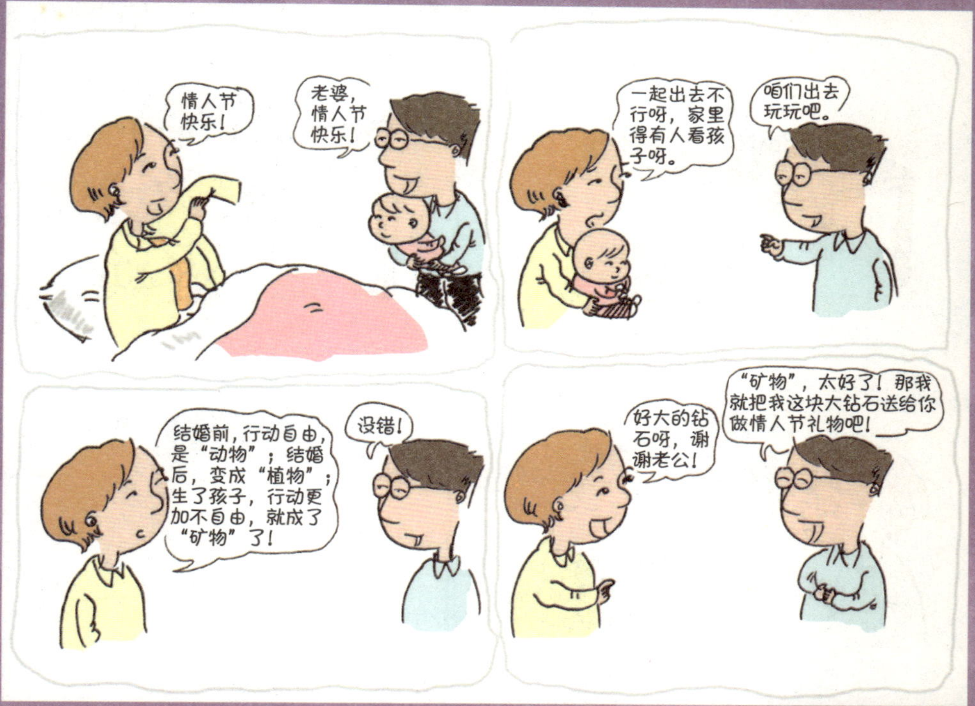
老婆，情人节快乐！
情人节快乐！
咱们出去玩玩吧。
一起出去不行呀，家里得有人看孩子呀。
结婚前，行动自由，是“动物”；结婚后，变成“植物”；生了孩子，行动更加不自由，就成了“矿物”了！
没错！
“矿物”，太好了！那我就把我这块大钻石送给你做情人节礼物吧！
好大的钻石呀，谢谢老公！

网友酷评

啊！200kg的！特大号钻石！嗯。这东西俺家也有。

网友：tywdj

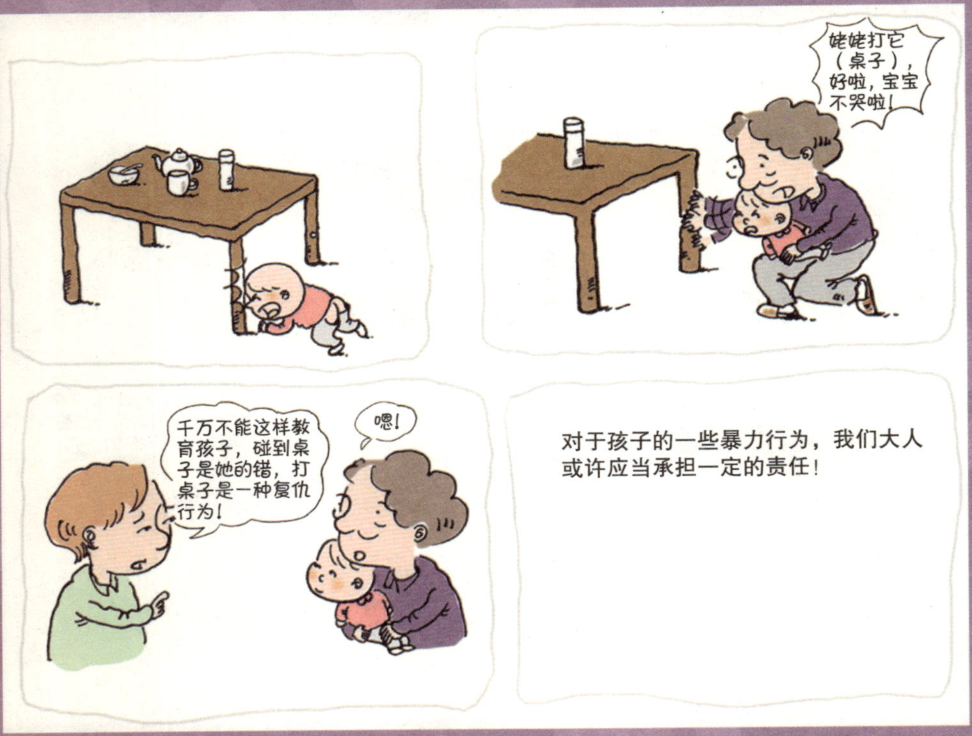
姥姥打它（桌子），好啦，宝宝不哭啦！
千万不能这样教育孩子，碰到桌子是她的错，打桌子是一种复仇行为！
嗯！
对于孩子的一些暴力行为，我们大人或许应当承担一定的责任！

网友醉评

在余世维的讲座里把此种现象称为中国宝宝从小撒谎的根源。

网友：常曦

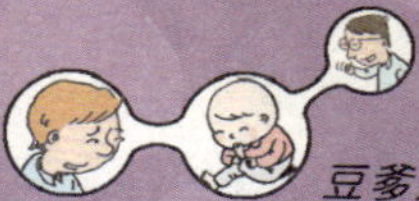

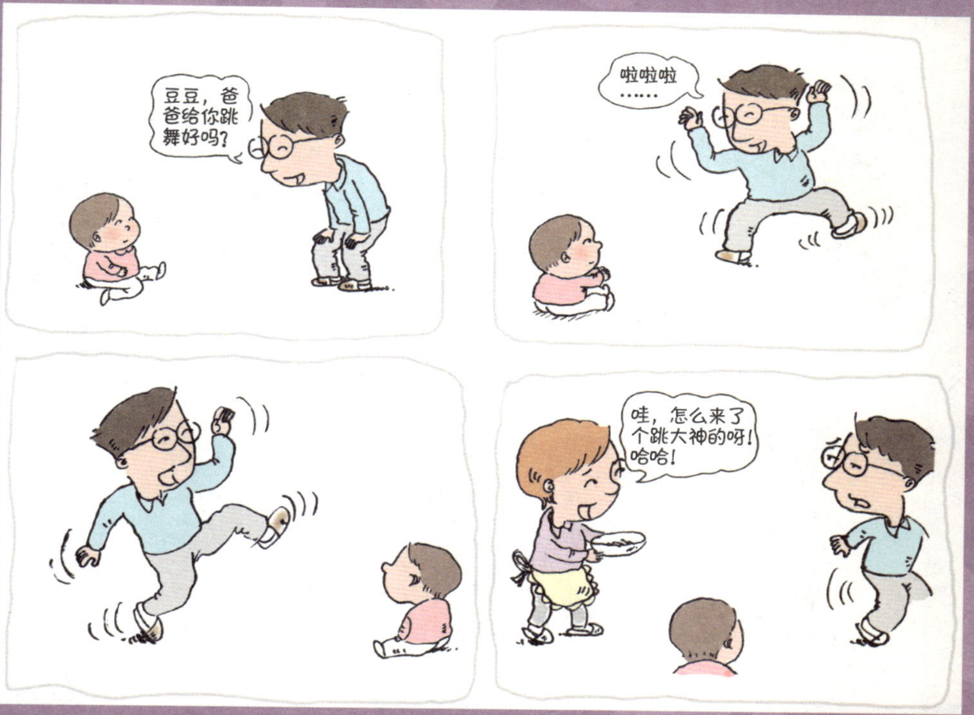
豆豆，爸爸给你跳舞好吗？
啦啦啦……
哇，怎么来了个跳大神的呀！哈哈！

网友群评

豆爹真逗，其实大人的动作越夸张宝宝们越是喜爱，豆豆肯定喜欢爸爸的舞蹈，对吧豆妈？

网友：猪妈妈的猪宝贝

露一小手

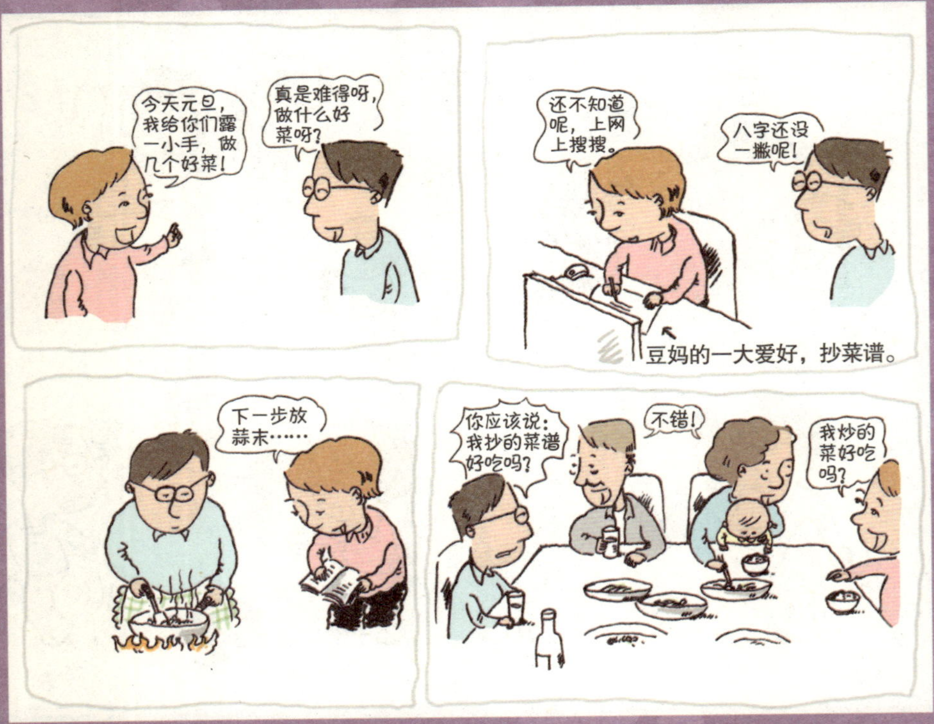
今天元旦，我给你们露一小手，做几个好菜！
真是难得呀，做什么好菜呀？
还不知道呢，上网上搜搜。
八字还没一撇呢！
豆妈的一大爱好，抄菜谱。
下一步放蒜末……
你应该说：我抄的菜谱好吃吗？
不错！
我炒的菜好吃吗？

网友酷评

哈哈，豆妈，你不光会找菜谱，还是个超级厉害的指挥家嘛！

网友：suta

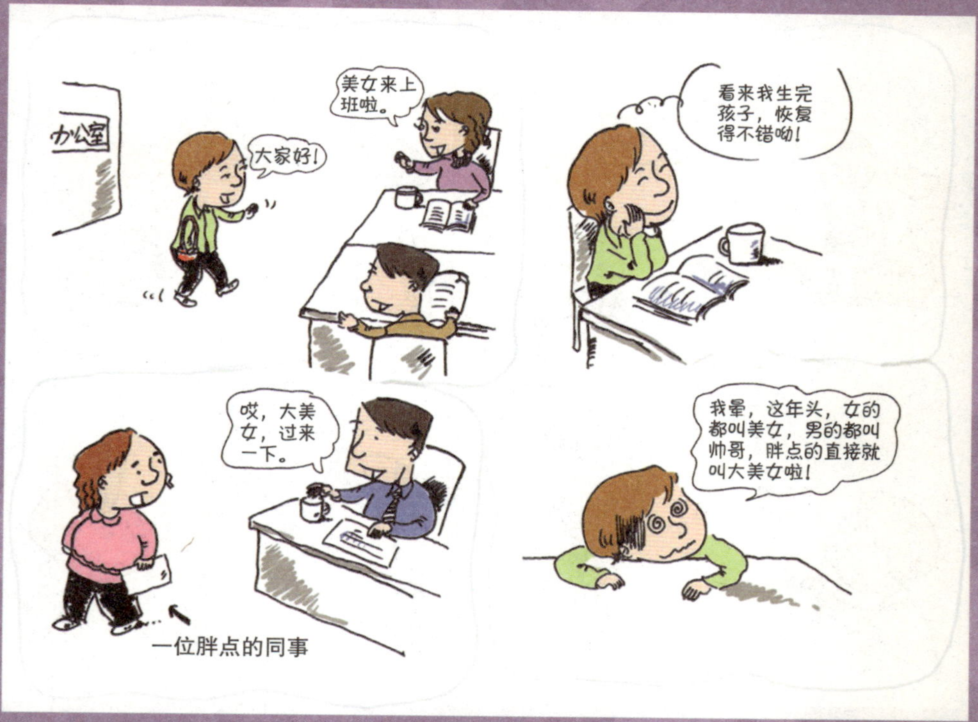
办公室
大家好!
美女来上班啦。
看来我生完孩子，恢复得不错呦!
哎，大美女，过来一下。
一位胖点的同事
我晕，这年头，女的都叫美女，男的都叫帅哥，胖点的直接就叫大美女啦!

网友酷评

美女妈妈晕得眼镜直转圈了，哈哈。太喜欢你的画了！！！

网友：Xinermum

迷信书本

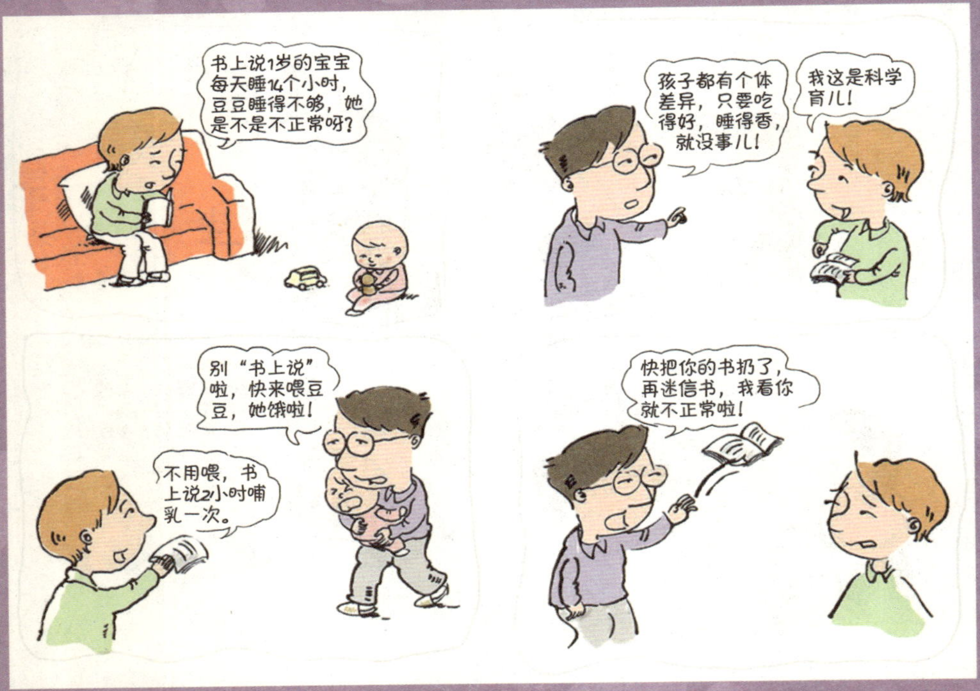
书上说1岁的宝宝每天睡14个小时，豆豆睡得不够，她是不是不正常呀？
孩子都有个体差异，只要吃得好，睡得香，就没事儿！
我这是科学育儿！
别“书上说”啦，快来喂豆豆，她饿啦！
不用喂，书上说2小时哺乳一次。
快把你的书扔了，再迷信书，我看你就不正常啦！

网友酷评

呵呵，书上说：尽信书则不如无书。

网友：Aphrodite

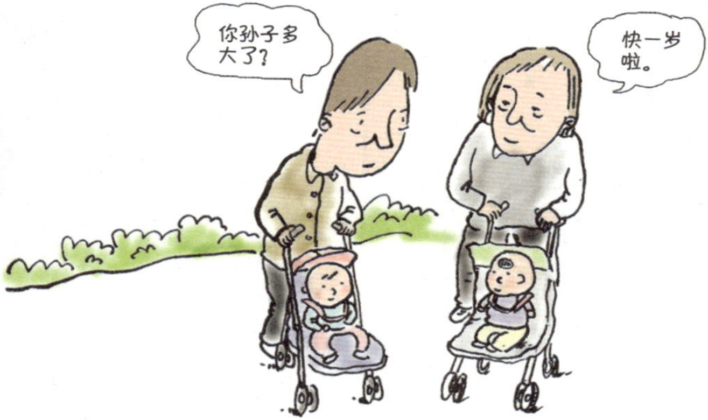

两位看孩子的奶奶，推着高档婴儿车，车里的宝宝都是一身名牌，与此格格不入的，是奶奶那一身旧得发灰的衣服。这种反差让我非常痛心。一个是孩子，一个是父母，年轻爸妈为了孩子能一掷千金，却对自己的父母如此吝啬。我们每个人都应当反思一下自己。也许你会说，我是孝顺的孩子，我对父母很好。可是我要提醒大家（包括我自己）的是：对我们最可爱的父母好一些，再好一些……

反思

网友酷评

对对对！很赞同。父母为我们付出的正如现在我们为自己孩子付出的。对父母好一些，再好一些吧。

网友：可爱宝宝思语

孩子不是用来比的

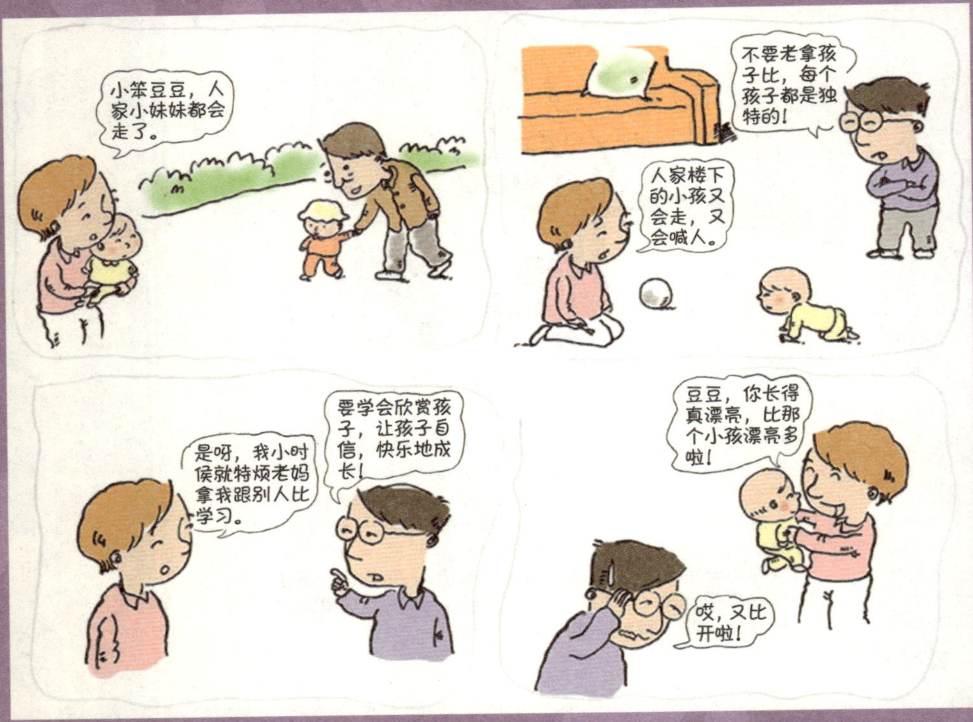
小笨豆豆，人家小妹妹都会走了。
不要老拿孩子比，每个孩子都是独特的！
人家楼下的小孩又会走，又会喊人。
是呀，我小时候就特烦老妈拿我跟别人比学习。
要学会欣赏孩子，让孩子自信，快乐地成长！
豆豆，你长得真漂亮，比那个小孩漂亮多啦！
哎，又比开啦！

网友酷评

中国妈妈的通病！

网友：mdot

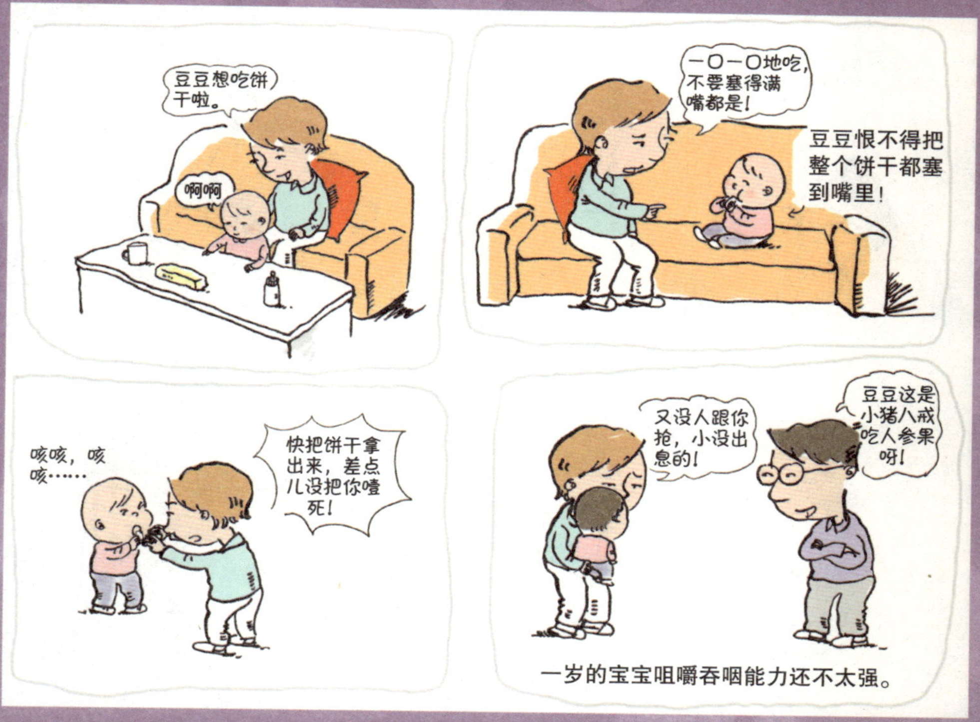

豆豆想吃饼干啦。
啊啊
一口一口地吃，不要塞得满嘴都是！
豆豆恨不得把整个饼干都塞到嘴里！
咳咳，咳咳……
快把饼干拿出来，差点儿没把你噎死！
又没人跟你抢，小没出息的！
豆豆这是小猪八戒吃人参果呀！
一岁的宝宝咀嚼吞咽能力还不太强。

网友酷评

我家乖乖刚吃饼干时也这样的，现在变成吃一口就扔啦！

网友：月月的乖乖宝

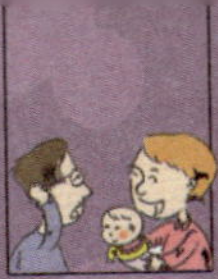

传家宝

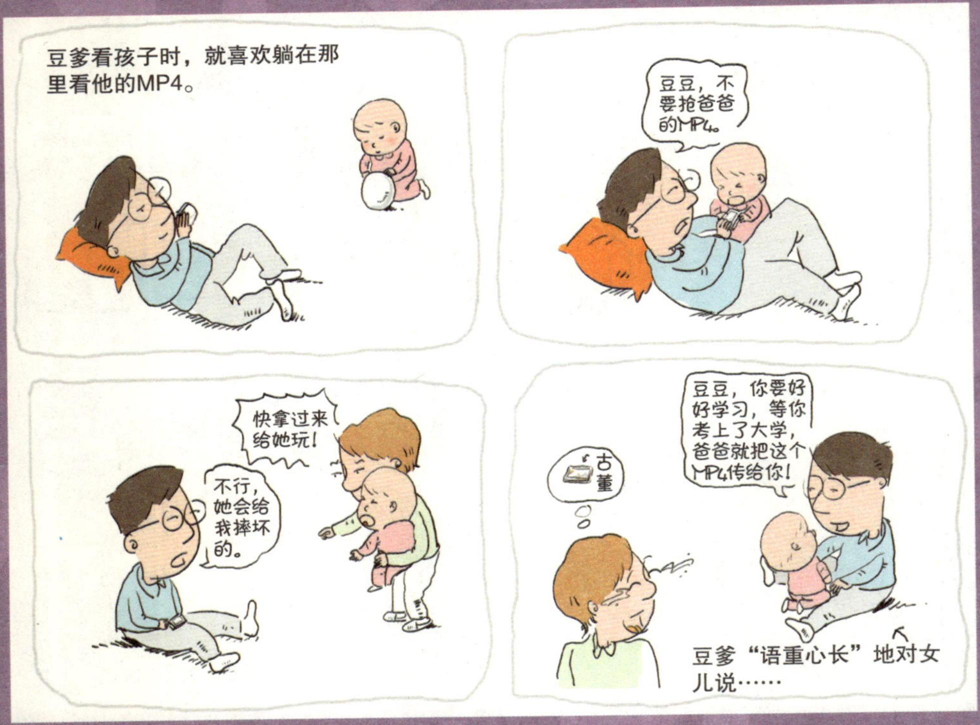
豆爹看孩子时，就喜欢躺在那里看他的MP4。
豆豆，不要抢爸爸的MP4。
快拿过来给她玩！
不行，她会给我摔坏的。
古董
豆豆，你要好好学习，等你考上了大学，爸爸就把这个MP4传给你！
豆爹“语重心长”地对女儿说……

网友群评

哈哈，豆式幽默又来了！

网友：芊芊0508

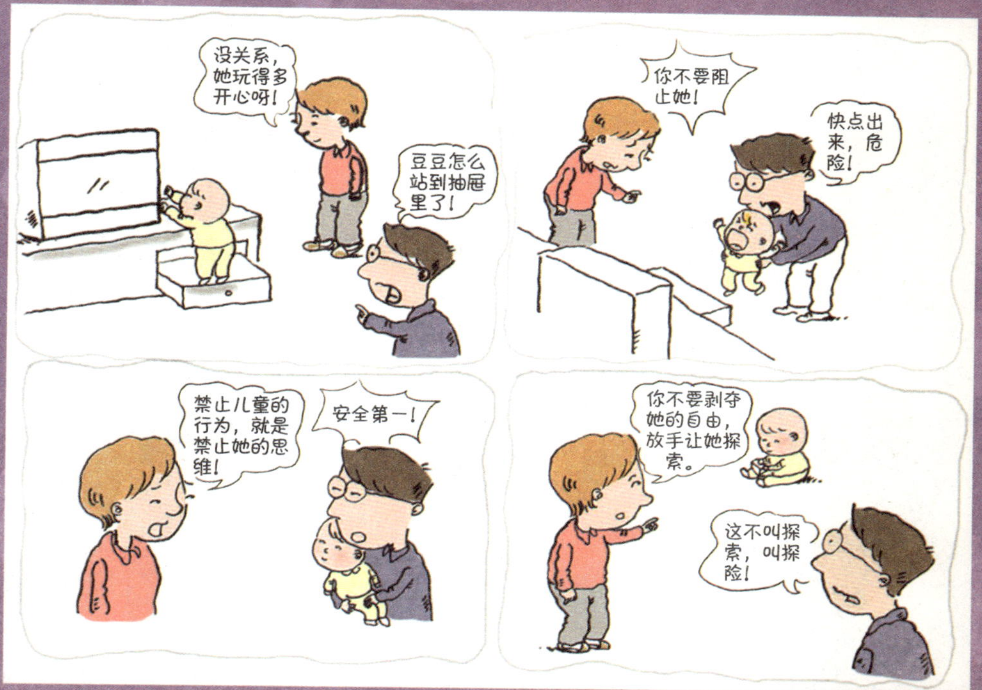
豆豆怎么站到抽屉里了!
没关系，她玩得多开心呀!
快点出来，危险!
你不要阻止她!
禁止儿童的行为，就是禁止她的思维!
安全第一!
你不要剥夺她的自由，放手让她探索。
这不叫探索，叫探险!

网友酷评

不仅要让孩子开抽屉探险，还要用复杂的话指导她去探呢，比如：去拿左手第二个抽屉最里面的黄色的圆形毛线球，多元益智，豆爹懂不?

网友：红糖年糕

豆豆和拖鞋

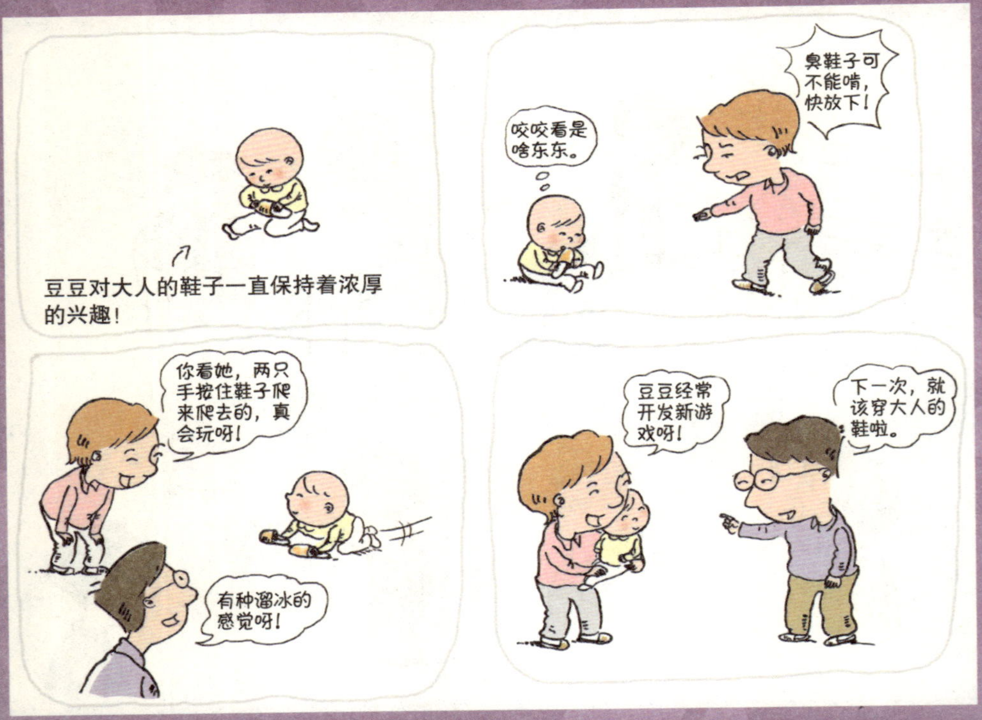
豆豆对大人的鞋子一直保持着浓厚的兴趣！
咬咬看是啥东东。
臭鞋子可不能啃，快放下！
你看她，两只手按住鞋子爬来爬去的，真会玩呀！
有种溜冰的感觉呀！
豆豆经常开发新游戏呀！
下一次，就该穿大人的鞋啦。

网友群评

⊙~~⊙b，宝宝们都喜欢拖鞋！我家宝宝看到拖鞋就面露喜悦之色，飞快爬过去，嘴里还发出惊喜的叫声！

网友：沿街喝茶

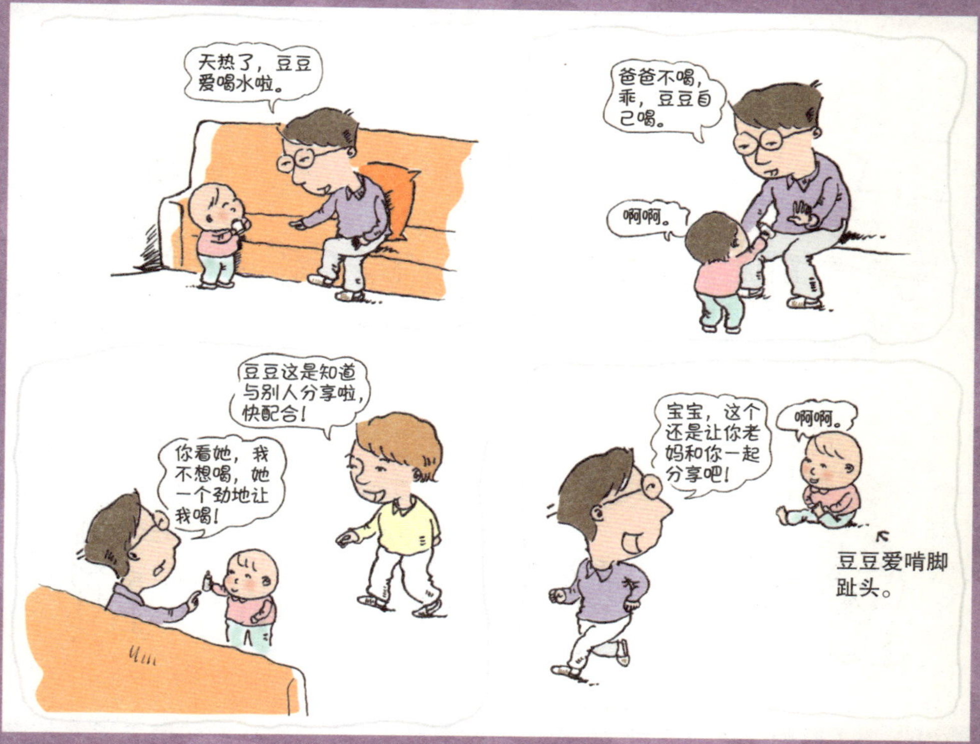
天热了，豆豆爱喝水啦。
爸爸不喝，乖，豆豆自己喝。
啊啊。
豆豆这是知道与别人分享啦，快配合！
你看她，我不想喝，她一个劲地让我喝！
宝宝，这个还是让你老妈和你一起分享吧！
啊啊。
豆豆爱啃脚趾头。

网友酷评

最好的东西给最爱的人，爸爸还是接着吧。

网友：超帅爸爸

我错了吗

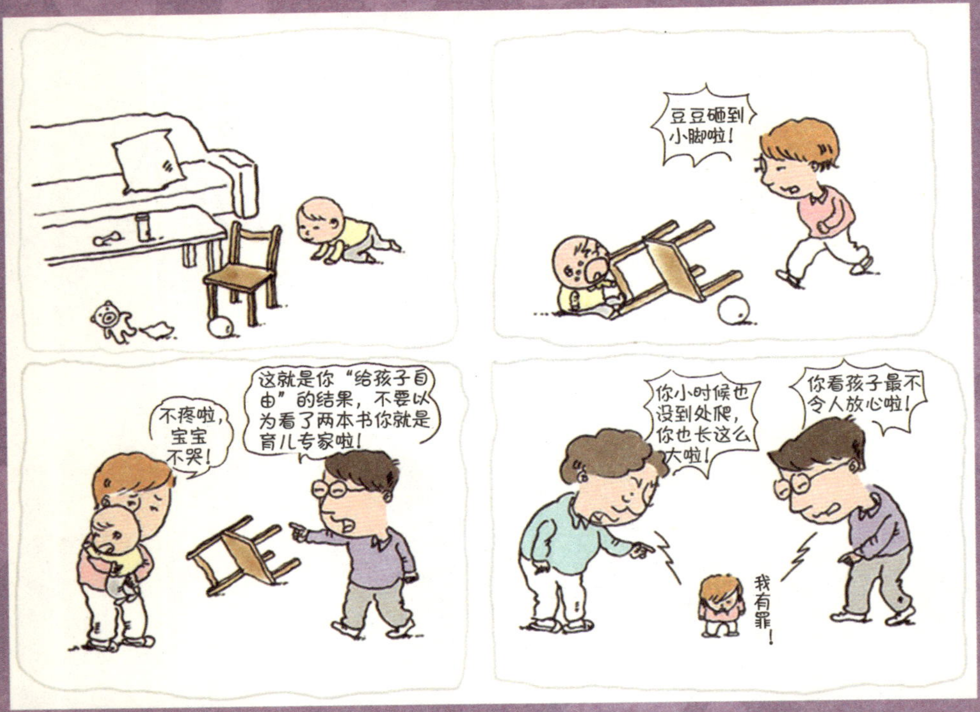
豆豆砸到小脚啦！
不疼啦，宝宝不哭！
这就是你“给孩子自由”的结果，不要以为看了两本书你就是育儿专家啦！
你小时候也没到处爬，你也长这么大啦！
你看孩子最不令人放心啦！
我有罪！

网友酷评

孩子经历挫折，下次才能走得更好，孩子也会更坚强。我们养育孩子不是为了保护他，是为了他有一天自立地走出去。

网友：古风亭

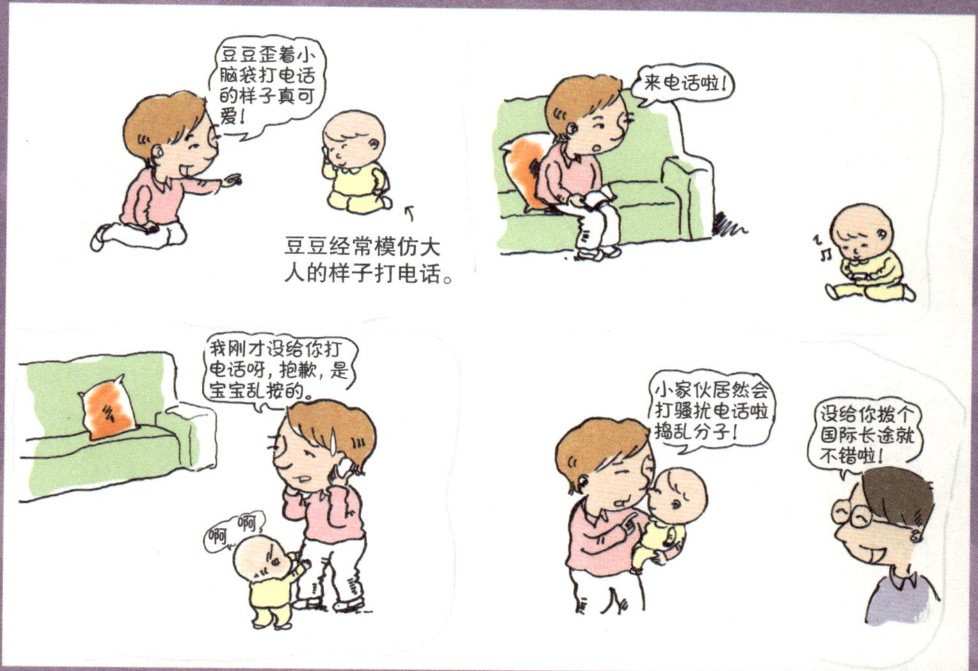
豆豆歪着小脑袋打电话的样子真可爱！
豆豆经常模仿大人的样子打电话。
来电话啦！
我刚才没给你打电话呀，抱歉，是宝宝乱按的。
啊
啊
小家伙居然会打骚扰电话啦，捣乱分子！
没给你拨个国际长途就不错啦！

网友酷评

该给豆豆配一部手机啦，哈哈！

网友：芊芊嘟嘟

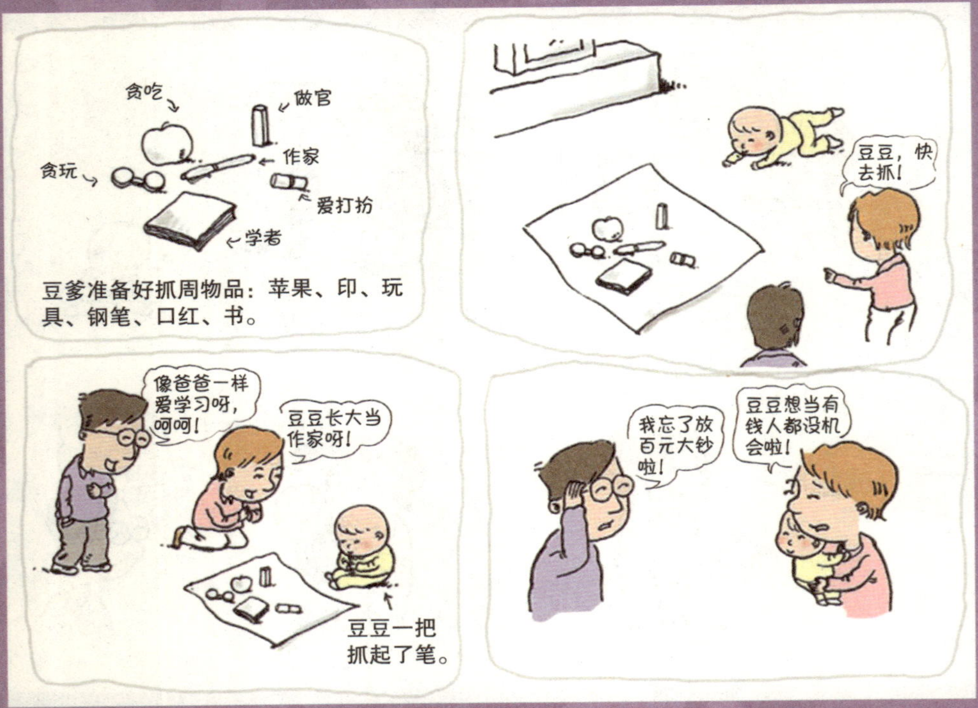
贪吃
做官
作家
贪玩
爱打扮
学者
豆爹准备好抓周物品：苹果、印、玩具、钢笔、口红、书。
豆豆，快去抓！
像爸爸一样爱学习呀，呵呵！
豆豆长大当作家呀！
豆豆一把抓起了笔。
我忘了放百元大钞啦！
豆豆想当有钱人都没机会啦！

网友酷评

常话说缺什么补什么，没准人家豆豆将来就补大钞呢！

网友：红蕾

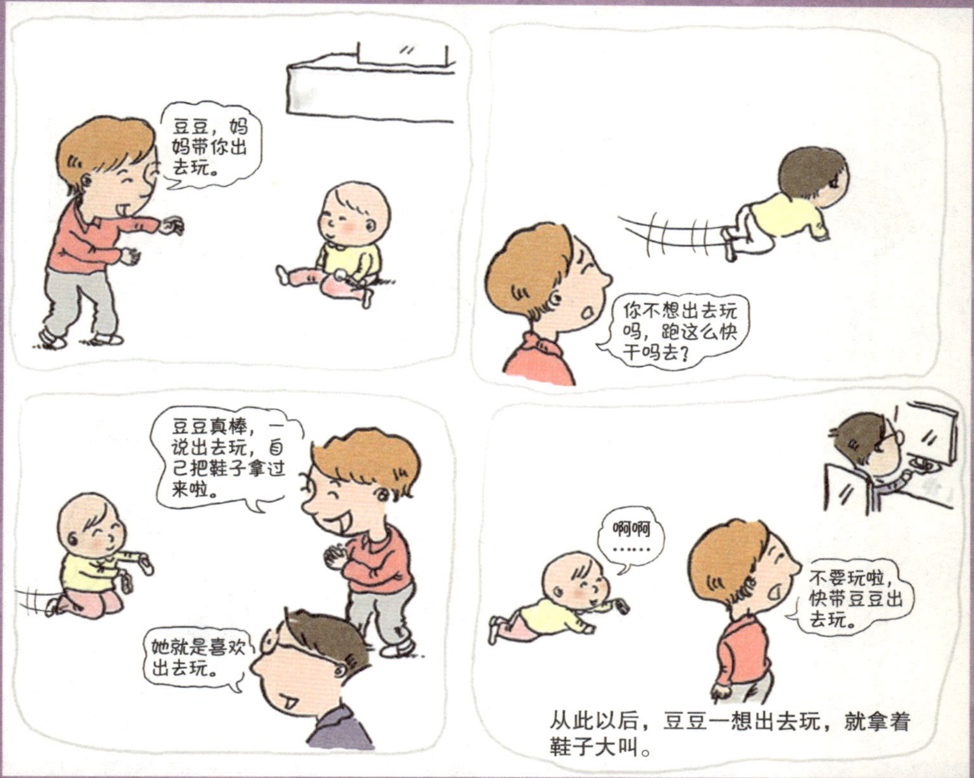
豆豆，妈妈带你出去玩。
你不想出去玩吗，跑这么快干吗去？
豆豆真棒，一说出去玩，自己把鞋子拿过来啦。
她就是喜欢出去玩。
啊啊……
不要玩啦，快带豆豆出去玩。
从此以后，豆豆一想出去玩，就拿着鞋子大叫。

网友评

哈哈，我们现在天天都在街上，恨不得连睡觉都在街上。

网友：tywdj

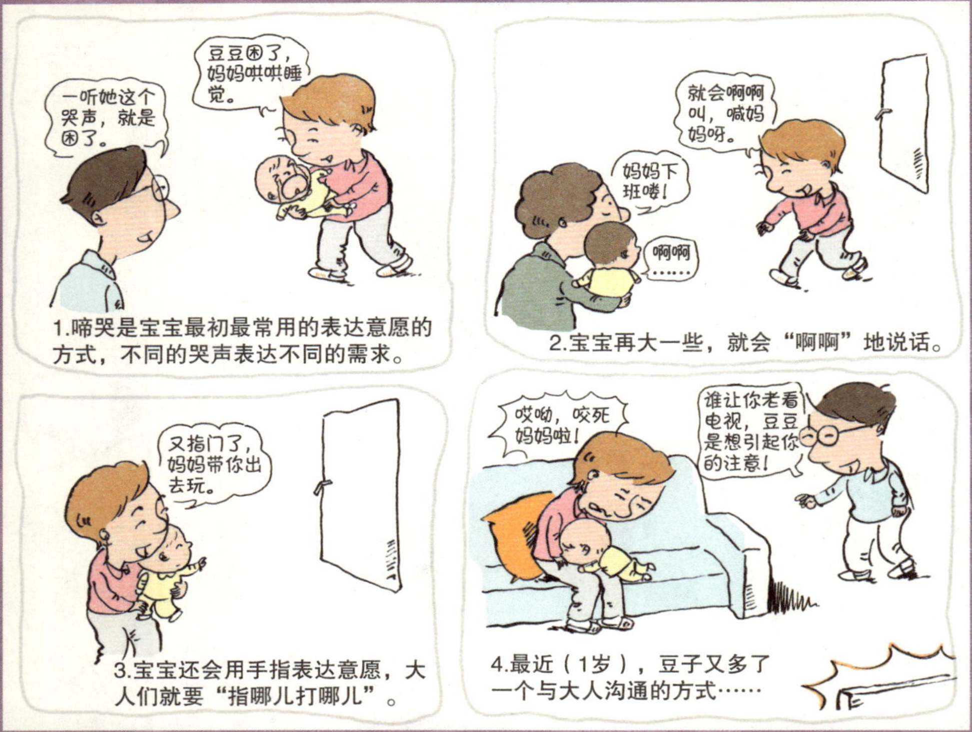
一听她这个哭声，就是困了。
豆豆困了，妈妈哄哄睡觉。
1.啼哭是宝宝最初最常用的表达意愿的方式，不同的哭声表达不同的需求。
妈妈下班喽！
啊啊……
就会啊啊叫，喊妈妈呀。
2.宝宝再大一些，就会“啊啊”地说话。
又指门了，妈妈带你出去玩。
3.宝宝还会用手指表达意愿，大人们就要“指哪儿打哪儿”。
哎呦，咬死妈妈啦！
谁让你老看电视，豆豆是想引起你的注意！
4.最近（1岁），豆子又多了一个与大人沟通的方式……

网友酷评

这几天我家瑜瑜也是整天的咬我掐我，难道说也是想要引起我的关注啦，呵呵。

网友：瑜瑜妈妈

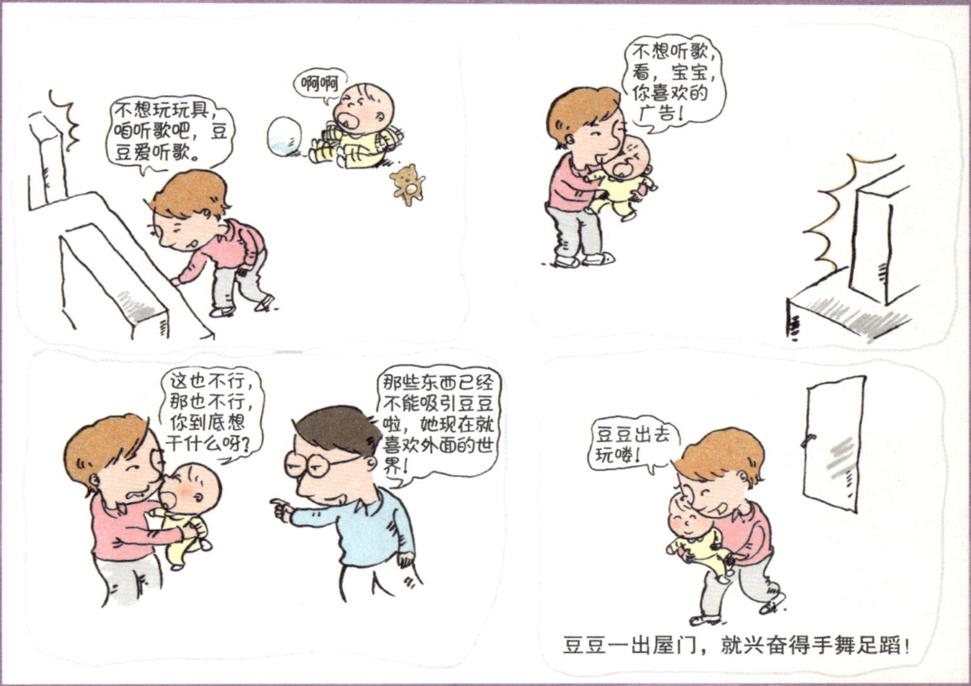
不想玩玩具，咱听歌吧，豆豆爱听歌。
啊啊
不想听歌，看，宝宝，你喜欢的广告！
这也不行，那也不行，你到底想干什么呀？
那些东西已经不能吸引豆豆啦，她现在就喜欢外面的世界！
豆豆出去玩喽！
豆豆一出屋门，就兴奋得手舞足蹈！

网友酷评

小宝宝到了这个阶段都是这样，除了吃饭睡觉基本上都是在外面疯玩呀！

网友：佳佳0904

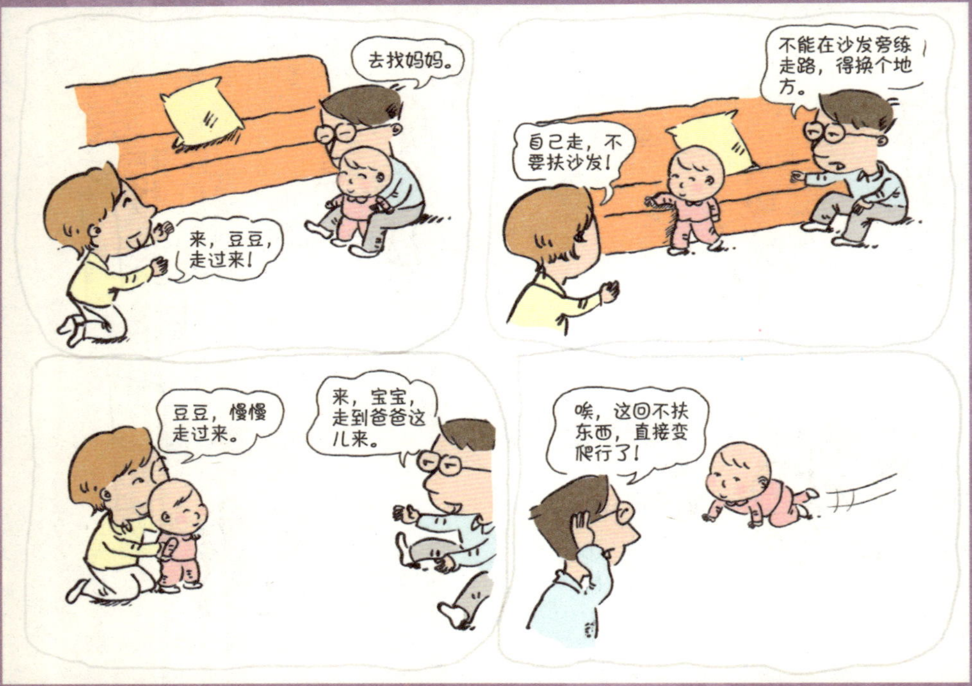
去找妈妈。
来，豆豆，走过来！
不能在沙发旁练走路，得换个地方。
自己走，不要扶沙发！
豆豆，慢慢走过来。
来，宝宝，走到爸爸这儿来。
唉，这回不扶东西，直接变爬行了！

网友酷评

其实宝宝最了解自己的能力了，她如果可以走了就会想走的，爸爸妈妈不要太着急哦！

网友：四月香蔷

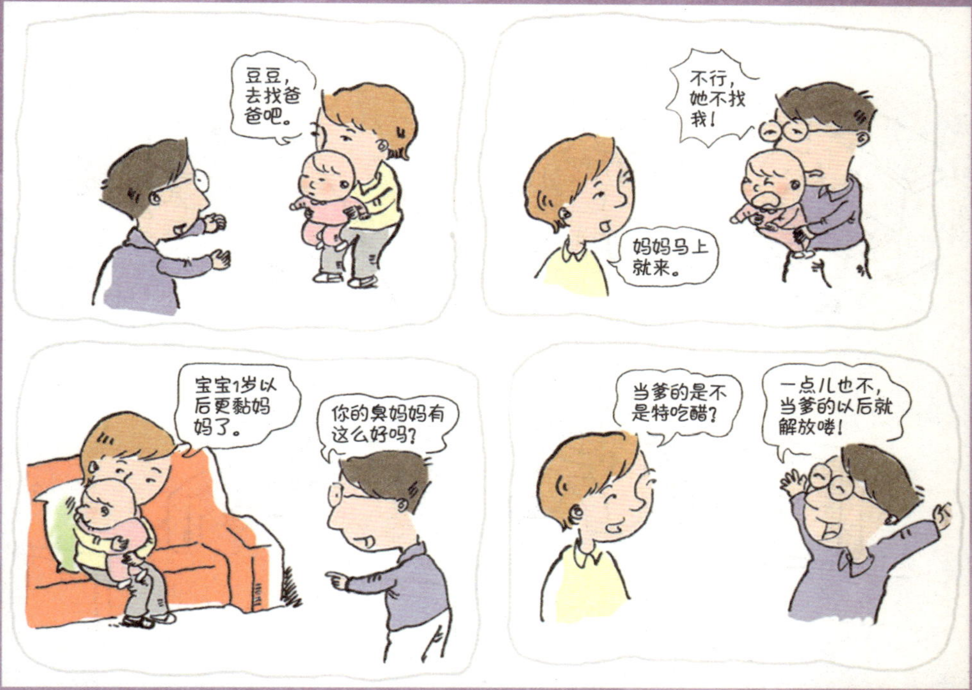
豆豆，去找爸爸吧。
不行，她不找我！
妈妈马上就来。
宝宝1岁以后更黏妈妈了。
你的臭妈妈有这么好吗？
当爹的是不是特吃醋？
一点儿也不，当爹的以后就解放喽！

网友评评

其实豆爹心里肯定酸溜溜的呢，呵呵~~

网友：小顺妈

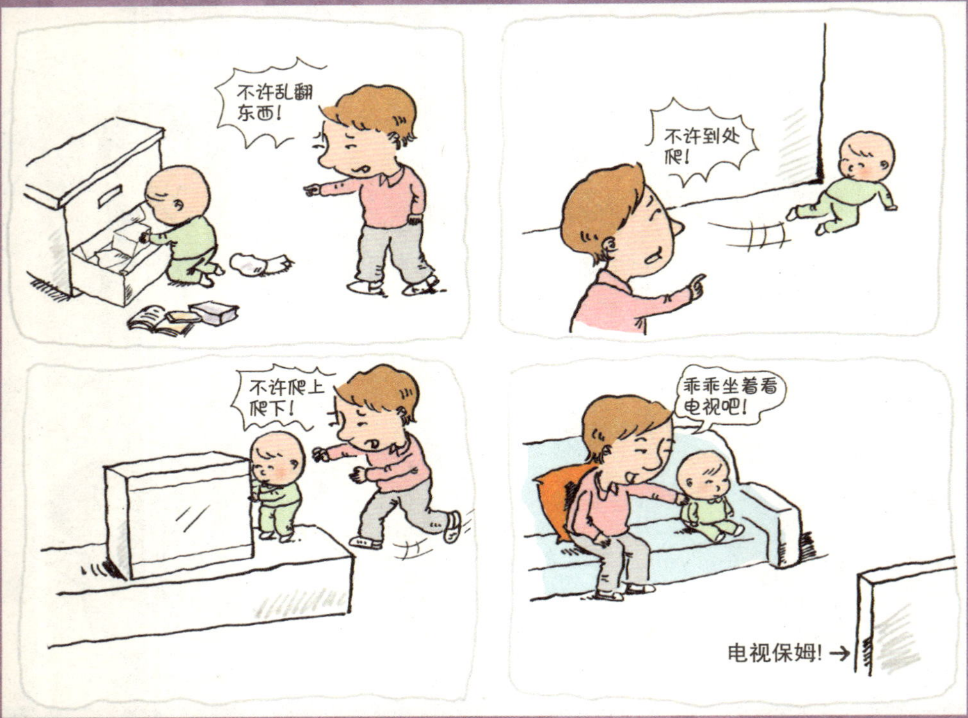
不许乱翻东西!
不许到处爬!
不许爬上爬下!
乖乖坐着看电视吧!
电视保姆! →

网友评评

玩是孩子的天性，大人在确保安全的前提下，应当放手让宝宝去玩!

网友：曼蓉妈妈

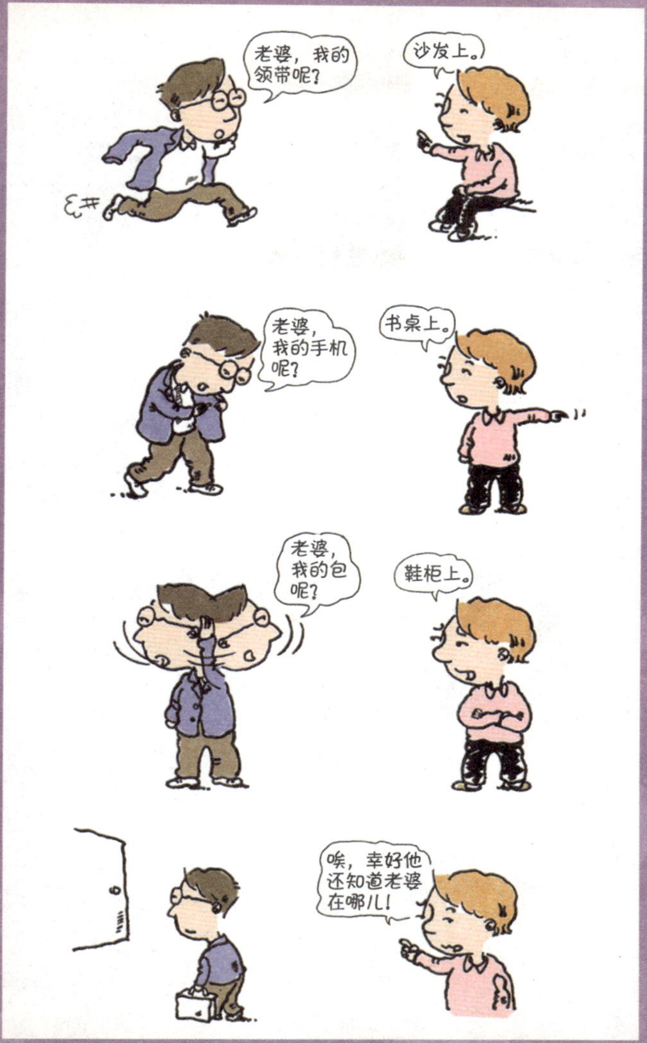
老婆，我的领带呢？
沙发上。
老婆，我的手机呢？
书桌上。
老婆，我的包呢？
鞋柜上。
唉，幸好他还知道老婆在哪儿！

网友酷评

有的时候觉得被丈夫这样地需要也是一种满足啊。

网友：锡安山

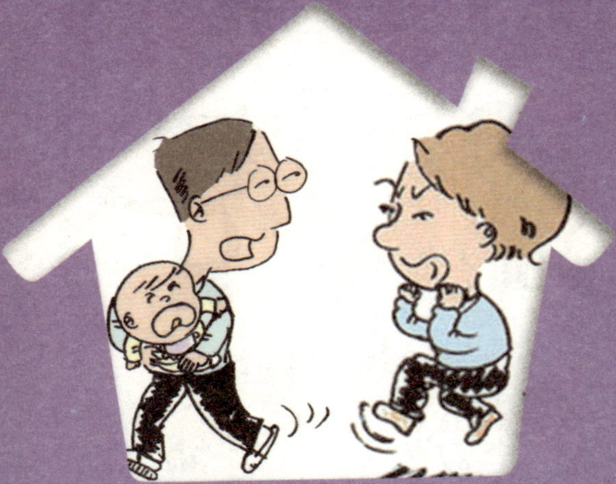

献给所有可爱的宝宝和同样可爱的爸爸妈妈们!